運動機能系
理学療法診断学
上肢編

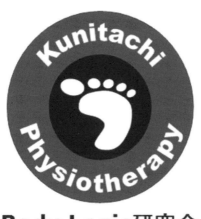

Body Logic研究会

群馬パース大学

城下　貴司

序

　現在本邦は13万人以上の理学療法士が登録されている。自費で国際学会に積極的に発表する理学療法士もいれば、10年以上論文も読まずSNSで得た情報で担当症例の治療プログラムにする理学療法士もいる。理学療法士の質の問題が否定できない、淘汰の時代が到来している。

　本書は題名から推察されるように、本邦の理学療法士が診断能力を高めることができるように執筆した。昨今では医師同様に診断能力が必要となっていると痛感する。特に外来理学療法では本来の疾患名が指示書に記載されていないことがある。例えば、明らかに上腕二頭筋長頭腱炎であるにもかからず肩関節周囲炎と記載がある、これは保険診療の問題と推察する。新人理学療法士や経験の浅い理学療法士たちは指示書に従って、それらの文献を検索し理学療法プログラムを考える。しかしながら長頭腱炎と肩関節周囲炎は全く異なる疾患であるため、その努力は意味のないものになってしまう。理学療法士自身が独自の専門性を生かして診断する能力が必要となってきている。医師は疾患名をつけるために病態評価を中心に考え診断する。一方で理学療法士は機能を中心に考え機能診断をする。同じ医療従者として異なる視点から症例を診断していく。これは伝統的にいわれていることであるが、とても重要な概念である。誤解を恐れず表現するならば、理学療法士は医師と全く同じ検査技術や知識を追求する必要はなく、独自の専門性を磨き医療現場での見逃しを少なくしていく必要性がある。

　本書は経験のある理学療法士のためにも執筆した。経験がある理学療法士は自身の経験をたよりに治療展開する、一見治療は迅速に見えるが評価が淡泊となり治療が手技や方法論に偏る傾向がある。言い換えれば機能診断よりも自分の出来る方法論ありきで理学療法を進める。そのためその治療手技の適応でない領域や経験したことのない症状や現象を見逃してしまう傾向がある。本書はそのような経験者でも改めて機能診断能力を磨いて頂くことができる内容とした。

　本書の構成は一般的な整形外科的テストだけでなく触診といった基本的なものから機能テストといった応用編まで検査や診断をするために必要な分野まで網羅した。特に第1章や各検査の備考欄には、本来なら専門書1冊分や複数の研究論文の内容を2から3行程度もしくはキーワードで凝縮してまとめた。本書のみでそれらを十分理解することは困難であるが、深く理解したい場合やキーワードの意味が読み取れない場合は、それらの成書の中からキーワードを中心に参考にすると理解が深まり臨床の幅が広がる。言い換えれば、臨床の手掛かりとなるキーワードを多数記載した、読者にはそれらを見つけていただきたい。また論文上に記載されているものをそのまま記載するのでなく、臨床上のポイントなども併せて記載した。以上から、本書は卒前教育から卒後教育まで幅広く採用できる構成とした。

　なお、本書を卒前教育として採用する場合はすべてを網羅する必要はない。本書は卒後教育の内容も含み理学療法士国家試験以上の範囲があるためである。重要と思える内容、臨床の手掛かり、臨床推論思考のためのキーワード、そして隠れキーワード（直接的な記載はないが理学療法士として重要な解剖生理運動学的な考え方）を見つけ、他のスタンダードな成書と併せ、理学療法学科の学生たちにかみ砕いて講義及び実技等で授業を遂行すると素晴らしい授業が展開できると信じている。卒後教育として採用する場合は、復習を兼ねながら新たな引出しを構築し現在担当している症例に採用することで、見逃していた多くの点を発見できるのはないかと期待する。

2021年1月　城下　貴司

目次

第1章

運動機能系理学療法診断学の考え方： 関節可動域制限に着目して

1-1：Examination（理学療法評価法）

　臨床現場で起きている症例の問題点の原因はさまざまである。容易に抽出することは出来ない。学生や経験の浅い理学療法士はその問題点抽出に苦難する。一方でベテラン理学療法士は今までの経験に偏り、それに無理に当てはめようとし創造的な考え方が苦手となる。

　身体運動にはさまざまな要素が関連する。図1は呼吸系、循環系、消化器系、泌尿器系、代謝系、免疫系が基盤として外周にある骨格系、軟部組織系、神経系が成立するという身体運動モデルである。

　以上のように症例を多角的にみる必要がある、すべてを念頭に置いて問題点を抽出するには膨大な知識と経験が必要である。かみ砕いて少しずつ学習していく必要がある。ここでは関節可動域制限を例にして、外周にある骨格系（骨関節系）、軟部組織系（主に筋筋膜）、神経系からまとめていく。

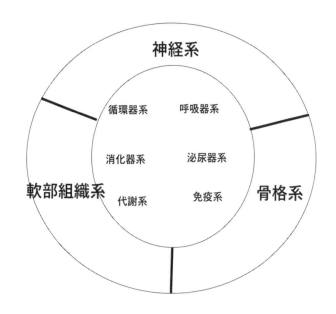

図1　身体運動モデル

1-1-1：The Subjective Examination（主観的評価）

　理学療法評価には大きく主観的評価と客観的評価がある。主観的評価とは主に問診から把握できることである。それには症状の身体図を使用して必ず記載する必要がある。この身体図のことをBody Chart（ボディーチャート）という（図2参照）。

　ボディーチャートには以下の項目を図示していく（文献1）。

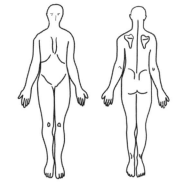

• 疼痛（Pa, Pb, Pc,,,）、しびれ感（P+N：pins &Needle）
• 感覚低下（N：Numbness）、痛みの深度（superficial pain /deep pain）
• 痛みの性質（sharp, dull ache, burning, throbbing, shooting）
• 痛みの持続性（constant / intermittent）、
• 錯感覚（paresthesia）や触覚消失（anesthesia）などを

図2　ボディーチャート

• 椎骨動脈の障害（Vertebral Artery: VA）によるめまい、吐き気、耳鳴り、頭痛などあれば、空欄にVAと記載する。

　症例の症状が瞬時に把握ができる様に工夫して記載する。筆者の場合、痛みは黒、しびれは赤、感覚鈍麻は青というようにしている。このボディーチャートが評価の始まりであり、割愛することは決してない。また、ボディーチャートは熟練してくると訴えの多い難しい症例ほど有効である。

　ボディーチャート以外にも、次のような問診も必要である。現病歴や既往歴はもちろん、症状が朝、昼、夕方、夜でどう変化するかを記載する。例えば、夜間痛、朝のこわばり、日中などで変化しないかを問診する。特に関節リウマチでは朝のこわばりがある。また、仕事、運動、姿勢など特定の活動でどのように変化するかなど、環境因子やメカニカルな問題がないかを問診する。

　投球動作で痛い、階段で痛い、車でバックするとき痛いなど、症例の訴える症状を亢進、悪化させる動作、日常の姿勢、動作を特定する、併せて痛みの程度や種類、継続時間も問診する。以上のことを

Aggravating Actives（アグライベイティングアクティビティー）といい、カルテには‘Agg’と記載する。一方で、側臥位、坐位など、症例の訴える症状を軽減させる姿勢、動作を特定する。このことをEasing Factors（イージーファクター）といい、‘EF’としてカルテに記載する。

　その他、全身状態、過去の手術の経験、感染症（風邪、インフルエンザ等）の有無、体重減少の有無、服用している薬、ステロイドの使用有無、他の関節の状態、排尿障害、脊髄症状などを問診しておく。1ヶ月以内に5-10kgの急激な減少は癌のリスクを疑い、長期のステロイドの服用は骨粗鬆症や骨壊死の原因となり、複数の関節異常は、関節リウマチなど全身性炎症疾患のリスクを疑う。殿部まわりの感覚低下、脱出は馬尾神経の圧迫による排尿障害を疑い、両手両足に手袋状、ストッキング状のびりびり感、しびれ感は脊髄症状を疑う。排尿障害や脊髄症状はレッドフラッグといい理学療法は中止することが原則である。

1-1-2：The Objective Examination（客観的評価）

　主観的評価では「痛み」の評価に偏ってしまう、主観的評価を補うために客観的評価がある。客観的評価とは、レントゲン、CT、MRIなどの画像所見だけでなく、触診、自動運動、他動運動、筋力テスト、神経学的検査、整形外科的テスト等からわかることである。本書では理学療法士が診断するために必要なこれらの検査や評価を中心にまとめた。

1-1-3：Movement Diagram（ムーブメントダイヤグラム）

　メイトランドが考案したムーブメントダイヤグラム（文献1）は初期の理学療法教育にも最適と思われる。学生や経験の浅い理学療法士は問題点抽出を単純に「痛み」だけ、「関節可動域制限」と短絡的にとらえやすい。問題点が短絡的だとその後の理学療法プログラムはより短絡的になってしまう。そのような事にならないために有効な手段である。

　まず、ＡＢＣＤの長方形を描く、ＡＢの長さが正常可動域である。この場合の正常可動域とは本来症例が持っている正常可動域として判断していい。次に、その制限因子を記載する。Ａから関節を動かしセラピストが、まず抵抗感を感じた場合「R1」と抵抗感を感じた時点で記載する。それが関節をさらに動かすことでどのように変化していくかを図示する。最終的可動域でも抵抗感により制限があった場合は「R2」と記載する。痛みについても同様に、可動域途中から痛みが出現した場合は、その時点で「P1」と記載する。最終可動域でも痛みにより、関節可動域を制限していた場合は「P2」と記載する。制限にしても痛みでも、その抵抗感や痛みに余裕がある状態で関節可動域が制限された場合は「R'」もしくは「P'」と記載する。

　図3は、正常可動域の30％程度の可動域しかないことを示している。まず抵抗感を感じてから痛みが出現していることがわかる。最終的には痛みでなく抵抗感により関節可動域が制限を受けていることが一目瞭然であり、非常にわかりやすい。しかしながら、セラピストの評価はここで終わらない、むしろ始まりでしかない。症例Ａの場合、セラピストは痛みよりも痛み以外の制限因子に着目し、さらに詳細に評価をすすめ問題点をさらに明確に抽出して行く必要がある。

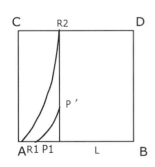

図3　症例Ａ　Movement　Diagram

　いくつかの例を挙げたので、それぞれ考えてみる。図4の症例Ｂは痛みが先に出現するが、最終的には抵抗感が原因となる。この場合は、原則的に痛みよりも制限因子に着目していく必要がある。図5の症例

Cは痛みが先に出現し制限因子はわずかでしかない。最終的にも痛みが原因となる。この場合は、原則的に痛みに着目していく必要がある。さらにやや痛みが強いため、その管理には注意が必要である。図6に例題を設けた。症例Dはどのような現象であるのかを考えてみよう。

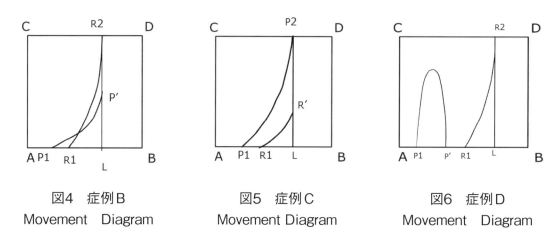

図4　症例B
Movement　Diagram

図5　症例C
Movement Diagram

図6　症例D
Movement　Diagram

　図7症例Eは関節を動かす前から痛みが出現している状態である。最終域でも痛みが原因となる。この場合は、痛みに着目していく必要がある。さらに痛みが非常に強く、イリタビリティーという現象が生じている可能性が高い。そのため理学療法は安静となり治療は原則的に禁忌となる。

　Irritability（文献1）とは被刺激性と訳されるが、その本来の意味が伝わりづらい。イリタビリティーとは痛み刺激に対して、その痛みの感覚がどのくらいの時間継続したかを示す指標である。本書では無理に翻訳せずに'イリタビリティー'として扱う。詳細に評価したければ、図8の評価指標を使用することがある。

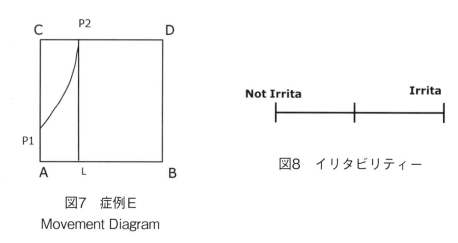

図7　症例E
Movement Diagram

図8　イリタビリティー

　以上のように、関節可動域に制限があった場合、原因が痛みで関節可動域が制限されているのか、それとも痛み以外の制限因子によるものなのか整理することが視覚的に容易に可能となる。

　次に、「痛み」と「制限因子」について考えていく。

1-2：Pain（痛み）とは

　痛み（Pain）の概論をまとめる。「痛み」とは実質的または潜在的な組織損傷に結びつく、あるいはこのような損傷を示す言葉を使って述べられる。不快な感覚・情動体験である（国際疼痛学会）。その特徴は主観的な感覚が主であり、客観的評価が困難である。痛みのメカニズム（発生機序）によって図9のような3つの分類がある（文献2）。

<侵害受容性疼痛（一次痛と二次痛）>

外傷、術後疼痛などが代表的である。高閾値侵害受容器が反応し一次痛といわれるものと、変形性膝関節症や関節リウマチの関節痛、慢性腰痛症などが代表的でポリモーダル受容器が反応し二次痛といわれる2種類がある。何ら外力（侵害）を受けたことが原因となるもの。

<神経因性疼痛>

視床痛、幻肢痛、CRPS、坐骨神経痛、脊髄損傷後の麻痺性疼痛など、神経系が損傷したことが原因となるもの。これは制限因子（神経系）のところでも記載する。

<精神心因性疼痛（非器質性疼痛）>

葛藤など心的因子が原因となり、鬱性疼痛、ストレスなどがあるもの。

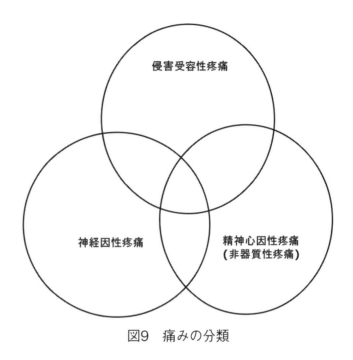

図9　痛みの分類

詳細な生理学的メカニズムは成書に譲るが、同じ痛みでもそのメカニズムによって原因が異なる。例えば野球のデッドボールによる痛みと、デスクワークをしたことによる頸部や肩周囲の痛み、長時間運転による足の痛みなどである。これらは全て「痛み」として包含されるが、その原因は上述から解剖生理学的伝導路やメカニズムはすべて異なる。結果的に理学療法も各々異なる展開をしていかなければいけないことになる。

1-3：Limiting factor（制限因子）
1-3-1：骨格系（骨関節系）

次いで、痛み以外の制限因子についてまとめる。前述のように関節可動域制限因子は最低でも骨格系（骨関節系）、筋障害（筋膜を含む軟部組織）そして神経障害の3つは考えておく必要がある。飽くまで筆者の印象だが、本邦の運動器系理学療法では伝統的にマッサージ文化があるためか、原因を表層の軟部組織由来として整理する傾向がある。考え方の順番はむしろ逆であり、まず深部の骨格系から考え整理し、それでも整理がつかない場合や問題点が解決方向に進まない場合は、少しずつ表面に存在する筋や筋膜といった軟部組織そして神経系を考えていく方が整理しやすい。建築物で例えるなら、基礎である骨組みを正しく組み立てていなければ、いくら外装に建築費を費やしても、その建築物はいずれ倒壊する。そのような建築物に外装のみ補修を繰り返してもその場しのぎとなる。

それでは、まず骨格系である骨関節系についてまとめる。関節を考えるには2つの柱がある。それは骨運動学（osteokinematics）と関節運動（arthrokinematics）である。

骨運動学とは、屈曲、伸展、外転、内転、外旋、内旋運動といった生理学的運動（physiological movement）のことを意味する。分類として、振子運動（swing）、蝶番振子運動（cardinal swing）、彎曲振子運動（arcuate swing）、軸回旋（spin）がある。この骨運動を評価するためには、自動運動（active movement）と他動運動（passive movement）などをする。特に脊柱でそれをすることを、PPIVM（passive physiological interverbal movements）といい、臥位で棘突起間にセラピストの母指を触知し伸展、屈曲、側屈、回旋のPPIVMをする（文献3、4）。

一方で関節運動学（arthrokinematics）とは、いわゆる副運動（accessory movement）のことで関節包内運動のことを意味する。副運動は関節の遊び（Joint play）と構成運動（component motion）の2つ

がある。関節の遊びとは、筋が弛緩した状態でゆるみの肢位（loosed packed position）で他動的に生じる骨運動を伴わない関節面の動きをいう。なお、ゆるみの肢位（loosed packed position）とは、関節周囲の組織や靭帯、関節包など全ての関節に影響する因子が弛緩している状態のことを意味し、その反対を閉まりの肢位（close-packed position）という（文献5）。運動の種類は離開／牽引（distraction/traction）、圧迫（compression）、すべり（glide/ slide）・軸回旋（spin）がある。一方で構成運動は、自動運動に伴っておこる関節包内運動のことを意味する。運動の種類は、すべり、転がり、軸回旋が組み合わせ生じる生理学的運動である。構成運動は図10のように凹凸の法則としても知られている（文献6）。骨運動学でも軸回旋があるが骨運動学は関節包外の運動に対して、関節運動学は関節包内の運動のため視覚的に認識できない。

　この関節運動学を評価するためには、図11のようにゆるみの肢位で、関節面を引き離したり（distraction/traction）、関節面に対して横方向に動かしたり（glide）、関節面への圧迫（compression）などをする。特に脊柱でそれをすることをPAIVM（passive accessory interverbal movements）といい、関節の遊びをみるテストとして捉えても差し支えない。評価だけでなく治療としても採用されることもある（文献3、4）。

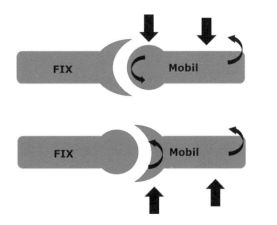

図10　構成運動　component motion

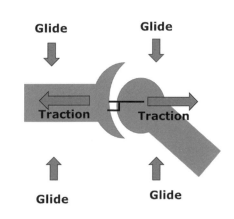

図11　治療面と離開　Treatment　Plane

1-3-2：軟部組織障害（主に筋筋膜）

　次に関節可動域制限因子として：軟部組織障害に視点を変える。この分野は3つの領域の中で最も整理されていない分野である。

　まずは解剖である、軟部組織（広義）とは、支持組織（supporting tissue）の一つである。支持組織とは中胚葉由来で、その分類は軟骨組織、骨組織、血液とリンパ、そして結合組織（＝広義：支持組織）に分類される。結合組織（connective tissue）とは、疎性結合組織（loose connective tissue）と密性結合組織（強靱結合組織）（dense connective tissue）、細網組織（reticular tissue）、脂肪組織（adipose tissue）等がある、このうち密性結合組織は平行密性結合組織と交織密性結合組織に分類される。平行密性結合組織は膠原線維の走行が一定しており、腱、腱膜、靭帯、弾性組織などに存在する。一方で交織密性結合組織は膠原線維の走行が一定しておらず、真皮、筋膜、骨膜、髄膜、眼球の強膜などに存在している。

　以上の解剖学的特徴から、原則的に腱、腱膜、靭帯、弾性組織などではその走行に沿って平行もしくは直角にストロークして治療する、一方で真皮、筋膜、骨膜などでは手掌全体で接触するなど触知する面積を広くとることでリリースするようなアプローチなどが紹介されている。

　近年、アナトミートレイン（文献7）という考え方が紹介されることが多くなった。アナトミートレイ

ンとは身体にはスーパーフィシャルバックライン、スーパーフィシャル
フロントライン、ラテラルライン、スパイラルライン、ディープフロン
トライン、アームラインという筋筋膜経線が存在し、これら筋筋膜経線
は全身の筋筋膜を結合組織の三次元的な集合体とみなし、筋群が筋膜を
経てほかの筋群へ連結し力学的伝達作用があるのではないかという考え
方が一般的と思われる。

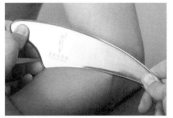

図12　Ergon IASTM

　以前から、PNF（proprioceptive neuromuscular facilitation；固有受
容性神経筋促通法）という治療コンセプトでは直線運動でなく対角線上に運動すること。筋筋膜や腱の
走行から螺旋状に運動連鎖すること。筋連結という考え方で他の筋群への連結すること等はさまざまな
分野で関連事項は説明されてきた。しかしアナトミートレインほど明確に複数のラインを提唱し説明し
たものは見当たらなかった。

　未だ機序は不明確なものや説明しづらいものもあるが、近年の軟部組織に対する理学療法では着目さ
れている考え方である。例えば、Ergon® IASTM（文献8）などはこの考え方を応用した軟部組織モビ
ライゼーションである（図12）。

1-3-3：神経障害

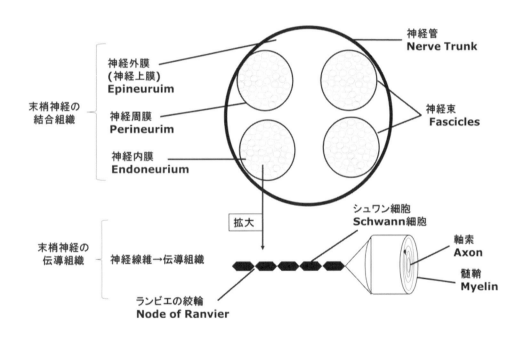

図13　神経の解剖

　最後に関節可動域制限因子として神経障害に視点を置く。今までは「痛み以外の制限因子」として考
えてきたが、この分野は「痛み」と完全に切り離して考えることが困難である。「痛み」とも関連しなが
ら説明する。

　まずは解剖である、神経管は神経線維、神経内膜、神経周膜、神経外膜（神経上膜）の順に表層に位
置する。すべて「神経」と名付けられているが、神経伝導組織として機能するのは神経線維のみである。
そのほかは結合組織として外周を覆っているだけである。

　末梢神経損傷の疾患としての分類はいくつかあるが、発生機序による分類を紹介する。切創などによ
る開放性や骨折、バーナー症候群による腕神経損傷など、受傷機転や発症日が明確なものを急性発症と
いう。一方で胸郭出口症候群、肘部管症候群、ギヨン管症候群、手根管症候群、梨状筋症候群、感覚異

常性大腿痛、ハンター管症候群、足根管症候群、モートン病など、受傷機転が不明確で発症日が明確に出来ないものを慢性発症という。重要なことは、絞扼性神経障害（entrapment neuropathy）という表現は慢性発症を意味することである。

　神経障害を整理する上で、重要なことの一つに「伝導組織である軸索が直接損傷している病態」と「軸索は損していない病態」を整理する必要がある。言い換えれば神経内の損傷があるかないかということである。損傷部位やそのメカニズムにより圧迫で誘発される場合と伸張で疼痛が誘発される場合があり、その後の理学療法が全く異なることになり、この現象をセラピストは十分整理しておく必要がある。神経障害の機能障害分類には以下のものが報告されているので紹介する。

＜神経因性疼痛過敏症（NPSH）＞
　末梢神経から送られるさまざまな信号が、誤認識し激痛として脳に伝えられるという状態である、例えば、A線維がC線維のように振る舞い、無害な入力が中枢性感作を促進するようになる（文献9）。これらの状況下では、軽い触刺激、関節の動き、または筋肉の収縮の通常は無害な刺激が激痛として伝達される（文献10）。このような異常な痛覚過敏状態のことをNeuropathic pain sensory　hypersensitivity(NPSH)という、治療は難渋する。

＜神経因性圧迫ニューロパチー（CN）＞
　椎間板ヘルニア、頚椎症性神経根症や狭窄症などによる神経根症状や脊髄症状、そして手根管症候群による手根管での直接圧迫による損傷がよい例である。神経内の軸索が直接的に圧迫されることにより神経伝導機能に異常を来す。例えば反射、感覚、運動が障害する。以上の状態が神経因性圧迫ニューロパチー（Neuropathic Compression Neuropathy：CN）という。治療原則は牽引などの圧迫の除圧である。

＜末梢神経感作（PNS）＞
　梨状筋症候群などが代表的であるが、神経周囲にメカニカルな異物等が癒着し、神経の滑走に問題が生じている場合、軸索は強い伸張刺激や圧迫に対して「痛み」として過敏に反応することがわかっている（文献11,12）。しかしこの場合、軸索に大きな問題は生じていないため反射、感覚、運動などの神経学的検査は正常であることが多い（文献13）。時間が経過すれば回復するが、繰り返し伸張刺激や圧迫が加わると軸索は軽度な刺激でも過敏に反応する、いわゆる感作を起こす。以上の状態が末梢神経感作（Peripheral Nerve Sensitization：PNS）という。治療原則は神経に対する伸張刺激や圧迫を抑制するように神経周囲癒着を改善し滑走を促通することである。

　以上から、神経障害があるからといって神経テンションテクニックやスライダーテクニックを安易に採用するにはリスクがあることがわかる。例えばCNにもかからずPNSとして治療を展開した場合を考える、これは機械的圧迫等で損傷している伝導組織を除圧せずに伸張刺激を加えることになる。圧迫されたまま伸張されるので、より伝導組織が損傷することが示唆される。

　図14は神経系理学療法の戦略を整理するための神経障害の分類図である（文献14,15を一部改変）。まず、LASSスケールで問診をする。12点以上の場合は、神経因性疼痛感覚過敏症（NPSH）を疑う。12点未満の場合は、腱反射、表在感覚、筋機能などの神経学的な検査をする。陽性だった場合は神経因性圧迫ニューロパチー（CN）を疑う。陰性の場合は筋骨格系か末梢神経感作（ＰＮＳ）を疑う。次に神経テンションテストなどの神経ダイナミックテストや神経の触診で圧痛テストをする。陽性の場合はPNSを疑い、陰性の場合は筋骨格系の問題を疑う。以上のように整理していくと、問題点を整理しやすい。

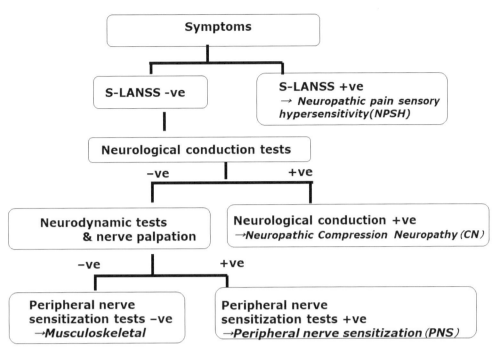

図14　神経障害の分類

1-4：Contraindications & Precautions（禁忌と注意事項）

　骨格系（骨関節系）、筋障害（筋膜を含む軟部組織）そして神経障害に対する治療の原則禁忌となる場合を表1に、注意を要する場合を表2に示した（文献16を一部改変）。

表1：禁忌となる場合

- 脊髄症状（レッドフラッグ）
- 馬尾圧迫症候群
- 多根性症状
- 関節リウマチの環軸関節の前方脱臼など
- 急性炎症性疾患
- 重度な骨粗鬆症（パルス療法などによる）
- 治療部位の感染、血腫、出血等
- 軟部組織の石灰化（異所性骨化様の状態）
- S-LANSS スケール　12点以上
- 悪性腫瘍
- 不定愁訴が顕著
- 非協力的な症例　等
- 該当筋および腱の断裂
- 治療部位の感染、血腫、出血等

表2：注意を要する場合

- 短縮筋（Shortening）の場合
- 安易なオーバープレッシャーテクニック
- 過可動性
- 妊娠
- めまい
- 骨粗鬆症等

＜第1章　参考文献＞

1）Maitland CD: Vertebral manipulation, 6th edition, Butterworth　Heinemann, London, 1986.

2）細田多穂（著，編集），柳澤 健（編集）：理学療法ハンドブック　改訂第4版　　第1巻 理学療法の基礎と評価第16章　痛み，協同医書出版社,2010.

3）Kisner C, Colby LA : Therapeutic exercise-foundations and techniques,6th ed, F.A. Davis, Philadelphia, 2018.

4）Willams PL,Warwick R(Ed) : Gray's anatomy,38th ed, Churchill Livingstone, Edlinburgh, 1989.

5）Magee DJ : Orthopedic physical assessment,4th ed, Saunders, Philadelphis, 2002

6）Kaltenborn FM :Manual mobilization of the joints: joint examination and basic treatment,7th ed,Vol Ⅰ, The extremities, Norlis, Oslo,Norway,2011

7）Thomas W, Myers : Anatomy Trains: Myofascial Meridians for Manual and Movement Therapists, Churchill Livingstone,2001

8）Konstantinos Fousekis et al,　　The effectiveness of Instrument-assisted soft tissue mobilization technique (Ergon©Technique), cupping and ischemic pressure techniques in the treatment of amateur athletes' myofascial trigger points ;Journal of Novel Physiotherapies, July 16, 2016 (URL:https://www.omicsonline.org/open-access/the-effectiveness-of-instrumentassisted-soft-tissue-mobilization-techniqueergon-technique-cupping-and-ischaemic-pressure-technique-2165-7025-S3-009.php.?aid=76473)

9）Decosterd, I., A. Allchorne, and C.J. Woolf, Progressive tactile hypersensitivity after a peripheral nerve crush: non-noxious mechanical stimulus-induced neuropathic pain. Pain, 2002. 100(1-2): p. 155-62.

10）Campbell, J.N. and R.A. Meyer, Mechanisms of neuropathic pain. Neuron, 2006. 52(1): p. 77-92.

11）Bove, G.,Light, A. : The nervi nervorum: missing link for neuropathic pain? Pain Forum 1997、6(3):181-90.

12）Zochodne, D : Epinual peptides: a role in neuropathic pain, Canad J Neurol Sci 1993、20:69-72.

13）Zusman, M : Mechanisms of peripheral neuropathic pain: implications for musculoskeletal physiotherapy. Phys Ther Rev 2008、13(5):313-23.

14）Walsh J, Hall T: Classification of low back-related leg pain: do subgroups differ in disability and psychosocial factors? J Man Manip Ther, 2009, 17 (2): 118-23.

15）Schäfer, A., Hall, T. M., Ludtke, K., Mallwitz, J., Briffa, N. K.:Interrater reliability of a new classification system for patients with neural low back-related leg pain. J Man Manip Ther, 2009, 17(2):109-17.

16）Simons DC,Travell JG, Simons LS:Myofascicial Pain and Dysfunction, The Trigger Point Manual, Vol 1: Upper Half of Body, 2nd ed, Williams & Wilkins, Baltimore.

第 2 章
Shoulder（肩）

Shoulder inferior test : Sulcus sign（下方不安感テスト：サルカスサイン）

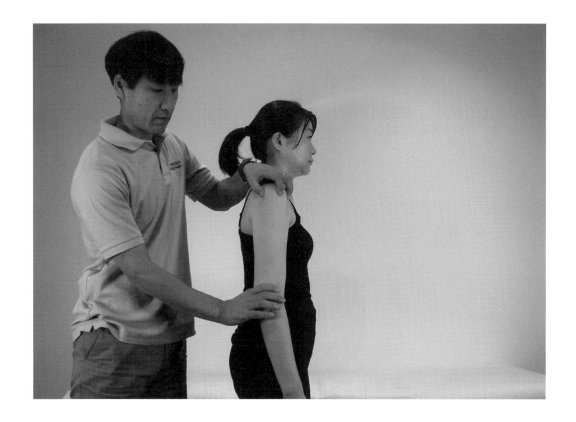

目的：前額面上の関節弛緩性および関節唇損傷の検査

方法：

　セラピストは近位側の手を肩峰を母指、示指、中指で触診し
ながら関節裂隙を触知する。遠位側の手を患側上腕骨の内外
上顆やや近位部を把持して下方へ引く。

別法：

　臥位で肩関節20度外転位で上腕骨軸に平行に引いてもよい。

陽性：

　触診で関節裂隙の拡がり（サルカスサイン）を確認する。

　・グレード1：1cm未満　グレードⅡ：1から2cm、グレードⅢ：2cm以上

ヒント：

　動揺性肩関節症、肩関節不安定性等を疑う。

備考：

　・目視で確認できないこともあるので、触診で確認する。

```
＜エビデンス＞
　信頼性 NT
　感度　　0.17
　特異度 0.93
　陽性尤度比 2.43
　陰性尤度比 0.89
```

メモ：

参考文献：

Nakagawa S, Yoneda M, Hayashida K, Obata M, Fukushima S, Miyazaki Y. Forced shoulder abduction and elbow flexion test: a new simple clinical test to detect superior labral injury in the throwing shoulder. Arthroscopy. 2005;21(11):1290-5.

Luime JJ, Verhagen AP, Miedema HS, et al. Does this patient have an instability of the shoulder or a labrum lesion?. JAMA. 2004;292(16):1989-99.

Load and shift test（ロードアンドリフトテスト）

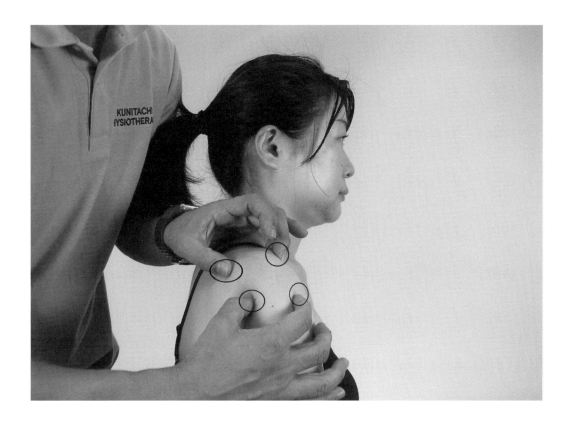

目的：矢状面上の関節弛緩性および関節唇損傷の検査
方法：
　セラピストは近位側の手で肩甲骨（肩峰）を固定し、遠位側
　の手の母指は骨頭後方、他指は前方を把持する。骨頭を関節
　窩に押し込んでから前方および後方に変位させる。
陽性：
　骨頭直径に対して25％以上の変位がある。
ヒント：
　肩関節不安定性等を疑う。

<エビデンス>
　信頼性 0.68-79
　感度　　NT
　特異度 NT
　陽性尤度比 NT
　陰性尤度比 NT

メモ：

参考文献：

Nakagawa S, Yoneda M, Hayashida K, Obata M, Fukushima S, Miyazaki Y. Forced shoulder abduction and elbow flexion test: a new simple clinical test to detect superior labral injury in the throwing shoulder. Arthroscopy. 2005;21(11):1290-5.

Luime JJ, Verhagen AP, Miedema HS, et al. Does this patient have an instability of the shoulder or a labrum lesion?. JAMA. 2004;292(16):1989-99.

Jerk test（ジャークテスト）/ Posterior stress test（ポステリオルストレステスト）

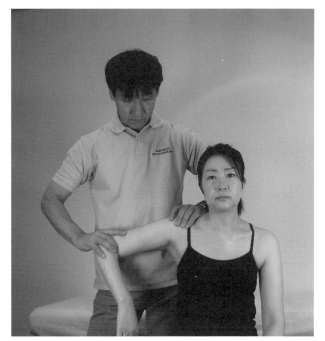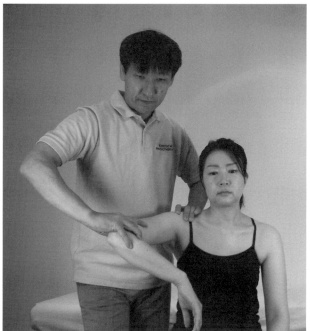

目的：後方関節弛緩性および関節唇損傷の検査
　　　サルカスサインの有無を検査

方法：
　セラピストは他動的に90度外転、内旋位にして、上腕
　骨軸に平行に圧迫をする。さらに水平内転する。

陽性：
　クリック、クランク（鈍い音）もしくは症状が再現す
　る。特に後方に不安定性が出現する。

ヒント：
　動揺性肩関節症、肩関節不安定性等を疑う。

備考：
　• 90度以上挙上させ上腕骨軸に平行に圧迫すれば後下方関節唇のテストとなる。

```
＜エビデンス＞
　信頼性 NT
　感度　　0.25 − 73
　特異度 0.80 − 98
　陽性尤度比 1.25 − 36.5
　陰性尤度比 0.94-0.27
```

メモ：

参考文献：

Nakagawa S, Yoneda M, Hayashida K, Obata M, Fukushima S, Miyazaki Y. Forced shoulder abduction and elbow flexion test: a new simple clinical test to detect superior labral injury in the throwing shoulder. Arthroscopy. 2005;21(11):1290-5.

Kim KH, Cho JG, Lee KO, et al. Usefulness of physical maneuvers for prevention of vasovagal syncope. Circ Journal. 2005;69(9):1084-8.

Munro W, Healy R. The validity and accuracy of clinical tests used to detect labral pathology of the shoulder--a systematic review. Manual Therapy. 2009;14(2):119-30.

Apprehension test：Anterior（前方肩不安感テスト）

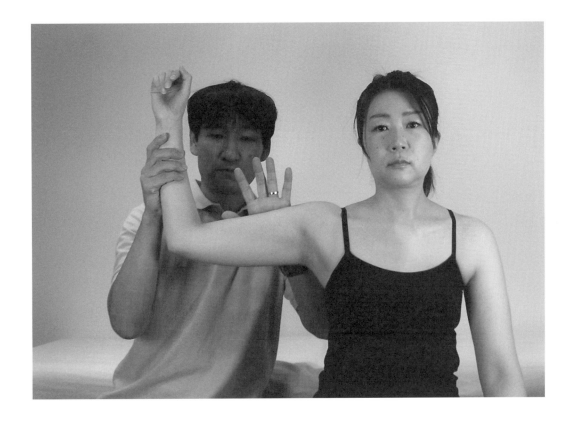

目的：前方関節不安定性および関節唇損傷の検査

方法：

　セラピストは他動的に患側肘を90度屈曲、肩関節を屈曲、外転、外旋させる。近位側の手を肩関節の後ろに置き、遠位側で手関節を保持する。近位手で上腕骨頭を前に押しながら遠位手で水平外転する。

陽性：

　不安定性もしくは症状の再現がある。

ヒント：

　関節前方不安定性および関節唇損傷を疑う。

備考：

　• インターナルインピンジメントとしても応用される。

```
メモ：


```

参考文献：

Lo et al 27An evaluation of the apprehension relocation, and surprise tests for anterior shoulder instability. Am J Sports Med. 2004;32:301-307.

Anterior apprehension with relocation test : Relocation test
（前方不安定性リロケーションテスト）

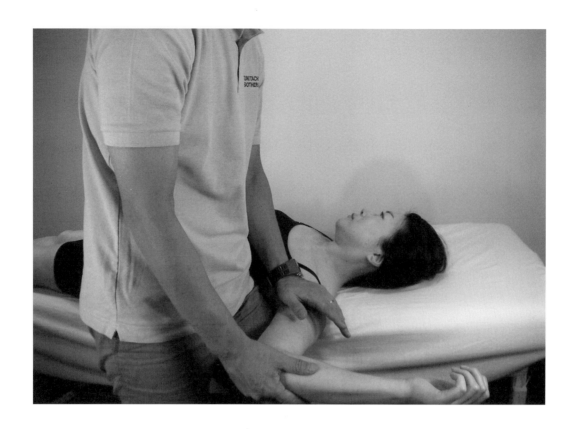

目的：関節弛緩性および関節唇損傷の検査

方法：

　セラピストは近位側の手を患側肩関節の骨頭前部に置き、他手で患側肘関節を保持する。患側肘を90度屈曲、肩関節を屈曲、外転、外旋させる。肩関節に置いた手で上腕骨頭を後方に押す。

陽性：

　肩関節の疼痛や不安感が減少する。

ヒント：

　前方不安定性、肩関節脱臼、亜脱臼等を疑う。

備考：

　• インターナルインピンジメントとしても応用される。

<エビデンス＞
信頼性 NT
感度　　0.44
特異度 0.87
陽性尤度比 3.38
陰性尤度比 0.64

メモ：

参考文献：

Guanche CA, Jones DC. Clinical testing for tears of the glenoid labrum. Arthroscopy. 19(5):517-523. doi:10.1053/jars.2003.50104.

van Kampen, DA, van den Berg, T, van der Woude, HJ, Castelein, RM, Terwee, CB, &Willems, WJ . Diagnostic value of patient characteristics, history, and six clinical tests for traumatic anterior shoulder instability. Journal of Shoulder and Elbow Surgery / American Shoulder and Elbow Surgeons, 2013 22(10), 1310–9.

Vind M, Bogh SB, Larsen CM, Knudsen HK, Søgaard K, Juul-kristensen B. Inter-examiner reproducibility of clinical tests and criteria used to identify subacromial impingement syndrome. BMJ Open. 2011;1(1):e000042.

Surprise test/Active release test（サプライズテスト/アクティブリリーステスト）

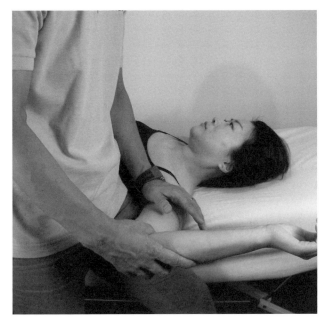 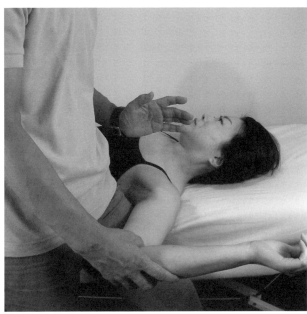

目的：前方関節弛緩性および関節唇損傷の検査

方法：

セラピストは近位側の手を患側肩関節の骨頭前部に置き、他手で患側肘関節を保持する。患側肘を90度屈曲、肩関節を屈曲、外転、外旋させる。肩関節に置いた手で上腕骨頭を後方に押す、突然その手を離す。

陽性：

骨頭が突然前方にもどる。

ヒント：

前方不安定性、肩関節脱臼、亜脱臼等を疑う。

備考：

• リロケーションテストの後に行うことが一般的である。

• 重度な不安定を示す症例には禁忌となる。

＜エビデンス＞
信頼性 NT
感度　　0.64-92
特異度 0.86-99
陽性尤度比 NA
陰性尤度比 NA

メモ：

参考文献：

Hegegus EJ. Which physical examination tests provide clinicians with the most value when examining the shoulder? Update of asystematic review with meta-analysis of individual tests.Br J Sports Med. 2012;46(14):964-978.

Hegedus EJ, Goode A, Campbell S, et al. Physical examination tests of the Br J Sports Med. 2008;42(2):80-92;discussion 92.

Lo IK, Nonweiler B, Woolfrey M, Litchfield R, Kirkley A. An evaluation of the apprehension, relocation and surprise tests for anterior shoulder instability. Am J Sport Med. 2004;32(2):301-307.

Tzannes A, Paxinos A, Callanan M, Murrell GA, An assessment of the inter-examiner reliability of tests for shoulder instability. J Shoulder Elbow Surg.2004;13(1):18-23.

Apprehension test : posterior（後方肩不安感テスト）

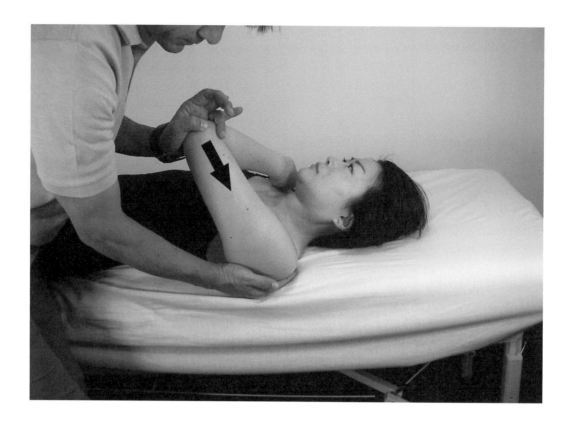

目的：後方関節弛緩性および関節唇損傷の検査
方法：
　セラピストは近位側の手を患側肩関節の後ろに置き、他手で
患側肘関節を保持する。患側肘を90度屈曲、肩関節を屈曲、
内旋させる。遠位手は肘関節に置き上腕骨頭を後方に押す。
陽性：
　肩関節の疼痛や不安感が減少する。
ヒント：
　後方不安定性、肩関節脱臼、亜脱臼等を疑う。
備考：
　• 肩関節後方脱臼の頻度も少なくない。

```
＜エビデンス＞
 信頼性 NT
 感度   0.19
 特異度 0.99
 陽性尤度比 NT
 陰性尤度比 NT
```

メモ：

参考文献：
Cavallo RJ,Speer KP. Shoulder instability and impingement in throwing athletes. Med Sci Sports Exerc. 1998;30(4):18-25.
Hegegus EJ. Which physical examination tests provide clinicians with the most value when examining the shoulder? Update of asystematic review with meta-analysis of individual tests.Br J Sports Med. 2012;46(14):964-978.
Tzannes A, Paxinos A, Callanan M, Murrell GA, An assessment of the inter-examiner reliability of tests for shoulder instability. J Shoulder Elbow Surg.2004;13(1):18-23

Arc of pain I（アークオブペインワン）

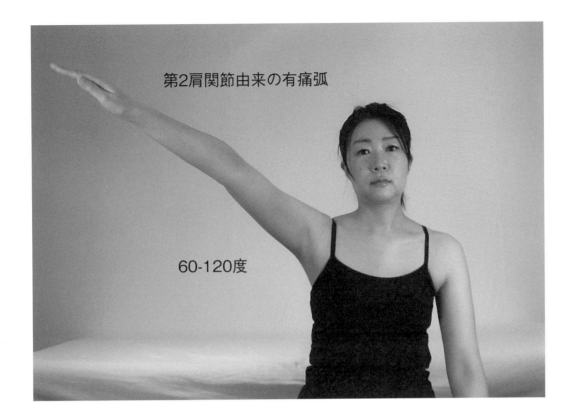

目的：肩甲上腕関節でのインピンジメントの検査

方法：

　自動運動で屈曲ないし外転する。

陽性：

　60〜120度の範囲で棘上筋腱付着部の疼痛が出現する。

ヒント：

　棘上筋腱の変性腱炎やインピンジメント徴候を疑う。

備考：

　• 本邦では「有痛弧」としてよく知られている。

＜エビデンス＞
信頼性 NT
感度　　0.71
特異度 0.47
陽性尤度比 1.3
陰性尤度比 0.62

メモ：

参考文献：

Park H Bin, Yokota A, Gill HS, El Rassi G, McFarland EG. Diagnostic accuracy of clinical tests for the different degrees of subacromial impingement syndrome. J Bone Joint Surg Am. 2005;87(7):1446-1455. doi:10.2106/JBJS.D.02335.

McClure PW, Michener LA. Staged Approach for Rehabilitation Classification: Shoulder Disorders (STAR-Shoulder). Phys Ther. 2015;95(5):791-800. doi:10.2522/ptj.20140156.

Supraspinatus tendonitis test /Empty can-test（エンプティーカンテスト）

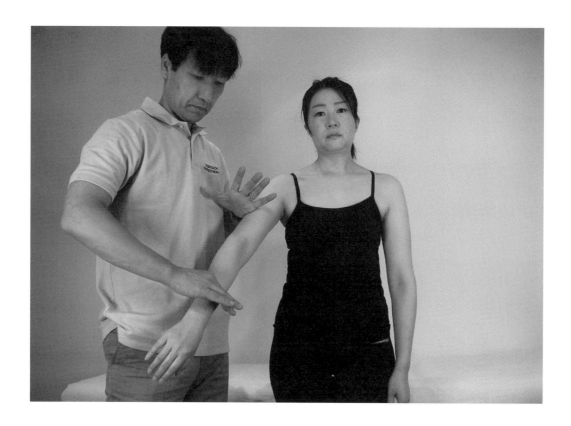

目的：肩甲上腕関節でのインピンジメントの検査

方法：

　セラピストの遠位手で他動的に母指を下に向けさせる。
　症例に外転するように指示し、近位手でそれに抵抗を
　加える。

陽性：

　棘上筋腱付着部の痛みが出現する。

ヒント：

　棘上筋腱の変性性腱炎を疑う。
　インピンジメント徴候を疑う。

備考：

　•代償運動（外旋）に注意する。

＜エビデンス＞
　信頼性 NT
　感度　　0.63痛み
　感度　　0.77筋力低下
　特異度 0.55痛み
　特異度 0.68筋力低下
　陽性尤度比 1.40痛み
　陽性尤度比 2.41筋力低下
　陰性尤度比 0.67痛み
　陰性尤度比 0.34筋力低下

メモ：

参考文献：

Itoi et al.Which is more useful. The ''full can test'' or the ''empty can test'' in detecting the torn supraspinatus tendon?　　Am J Sports Med. 1999;27:65-68.

Holby R,Validity of the supraspinatus test as a single clinical test in diagnosing patients with rotator cuff pathology. J Orthop Sports Phys Ther. 2004;34:194-200

Neer test（ニアーテスト）

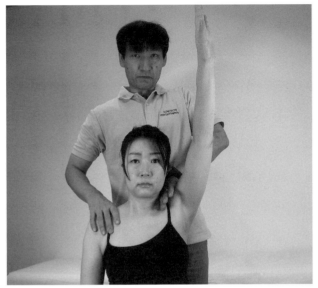
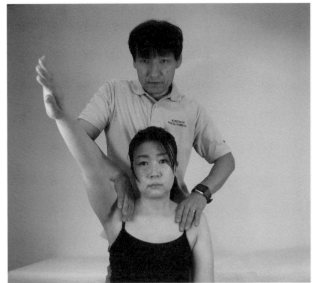

目的：肩甲上腕関節でのインピンジメントの検査

方法：
　セラピストは症例に肩関節内旋位で前方挙上させながら肩甲骨を押さえる。

陽性：
　症状が再現する。

ヒント：
　インピンジメント徴候を疑う。

備考：
- 代償運動（外旋）の見逃しに注意する。
- 肩甲骨固定が不十分なことが多いので注意する。

<エビデンス>
　信頼性 NT
　感度　　0.33-68
　特異度 0.60-69
　陽性尤度比：0.83-2.20
　陰性尤度比　1.11-0.46

メモ：

参考文献：

Nakagawa S, Yoneda M, Hayashida K, Obata M, Fukushima S, Miyazaki Y. Forced shoulder abduction and elbow flexion test: a new simple clinical test to detect superior labral injury in the throwing shoulder. Arthroscopy. 2005;21(11):1290-5.

Park HB, Yokota A, Gill HS, El rassi G, Mcfarland EG. Diagnostic accuracy of clinical tests for the different degrees of subacromial impingement syndrome. J Bone Joint Surg Am. 2005;87(7):1446-55.

Kappe T, Knappe K, Elsharkawi M, Reichel H, Cakir B. Predictive value of preoperative clinical examination for subacromial decompression in impingement syndrome. Knee Surg Sports Traumatol Arthroscopy. 2015;23(2):443-8.

Hegedus EJ, Goode AP, Cook CE, et al. Which physical examination tests provide clinicians with the most value when examining the shoulder? Update of a systematic review with meta-analysis of individual tests. Br J Sports Medicine. 2012;46(14):964-78.

Vind M, Bogh SB, Larsen CM, Knudsen HK, Søgaard K, Juul-kristensen B. Inter-examiner reproducibility of clinical tests and criteria used to identify subacromial impingement syndrome. BMJ Open. 2011;1(1):e000042.

Kongsted A., Jorgensen L.V. Leboeuf-Yde C., et al. Are altered smooth pursuit eye movements related to chronic pain and disability following whiplash injuries? A prospective trial with one-year follow-up. Clin Rehabil 2008;22-469-479

Hawkins Kennedy test (ホーキンスケネディテスト)

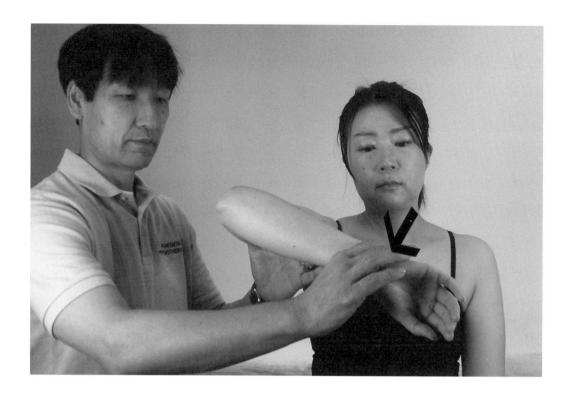

目的：肩甲上腕関節でのインピンジメントの検査

方法：

　セラピストは他動的に肘関節90度、肩関節90度屈曲させる。
　その後、内旋させる。

陽性：

　症状が再現する。

ヒント：

　インピンジメント徴候を疑う。

備考：

- 代償運動（肩甲骨の挙上）の見逃しに注意する。
- 外旋位では肩甲上腕関節の内圧が低下し本来のインピンジメントテストにならない。

<エビデンス>

信頼性 NT

感度　0.72

特異度 0.66

陽性尤度比 2.11

陰性尤度比 0.42

メモ：

参考文献：

Park HB, Yokota A, Gill HS, El rassi G, Mcfarland EG. Diagnostic accuracy of clinical tests for the different degrees of subacromial impingement syndrome. J Bone Joint Surg Am. 2005;87(7):1446-55.

Kappe T, Knappe K, Elsharkawi M, Reichel H, Cakir B. Predictive value of preoperative clinical examination for subacromial decompression in impingement syndrome. Knee Surg Sports Traumatol Arthroscopy. 2015;23(2):443-8.

Hegedus EJ, Goode AP, Cook CE, et al. Which physical examination tests provide clinicians with the most value when examining the shoulder? Update of a systematic review with meta-analysis of individual tests. Br J Sports Medicine. 2012;46(14):964-78.

Vind M, Bogh SB, Larsen CM, Knudsen HK, Søgaard K, Juul-kristensen B. Inter-examiner reproducibility of clinical tests and criteria used to identify subacromial impingement kennedy syndrome. BMJ Open. 2011;1(1):e000042.

Kongsted A., Jorgensen L.V. Leboeuf-Yde C., et al. Are altered smooth pursuit eye movements related to chronic pain and disability following whiplash injuries? A prospective trial with one-year follow-up. Clin Rehabil 2008;22-469-479

Apley scratch test（アプレー・スクラッチテスト）

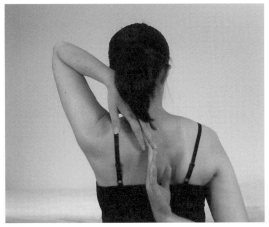

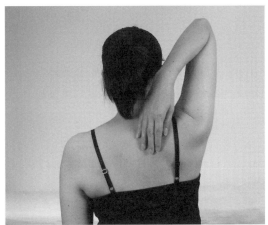
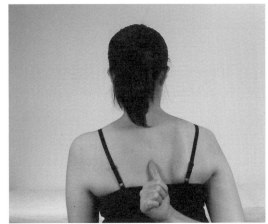

目的：肩甲上腕関節での可動域の検査

方法：

　セラピストは症例に手を頭の後ろに回し棘突起に触れるように指示する。次に反対側の手を背中に回し、今度は下方から棘突起を触れるように指示する。

陽性：

　症状の再現や、低もしくは過可動性の左右差が出現する。

ヒント：

　肩甲上腕関節の低もしくは過可動性を疑う。

備考：

　• 図右下は結滞動作 Hand behind back（HBB）という。

メモ：

参考文献：

Endo, K., K. Yukata, and N. Yasui, Influence of age on scapulo-thoracic orientation. Clin Biomech (Bristol, Avon), 2004. 19(10): p. 1009-13.

Anterior slide test（前方スライドテスト）

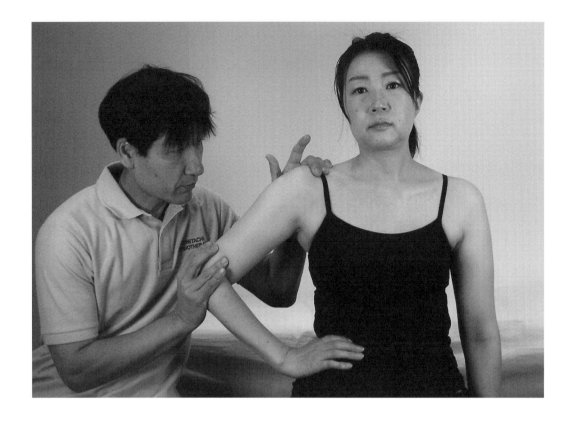

目的：前上方関節唇損傷など関節内損傷の検査

方法：

　セラピストは症例に患側上肢を腰におくように指示する。

　上腕骨遠位部を触診して上方および前方に抵抗をかける。

陽性：

　クリックや肩痛が出現する。

ヒント：

　前上方関節唇損傷など関節内損傷を疑う。

＜エビデンス＞
　信頼性 NT
　感度　　0.80
　特異度 0.84
　陽性尤度比 0.5
　陰性尤度比 1.1

メモ：

参考文献：

McFarland EG, Kim TK, Savino RM. Clinical assessment of three common tests for superior labral anterior-posterior lesions. Am J Sports Med. 30(6):810-815.

Hanchard NC, Lenza M, Handoll HH, Takwoingi Y. Physical tests for shoulder impingements and local lesions of bursa, tendon or labrum that may accompany impingement. Cochrane Database Syst Rev. 2013;4:CD007427.

Michener LA, Doukas WC, Murphy KP, Walsworth MK. Diagnostic accuracy of history and physical examination of superior labrum anterior-posterior lesions. J Athl Train. 2011;46(4):343-8.

Meserve BB, Cleland JA, Boucher TR. A meta-analysis examining clinical test utility for assessing superior labral anterior posterior lesions. Am J Sports Med. 2009;37(11):2252-8.

Posterior impingement test（後方インピンジメントテスト）

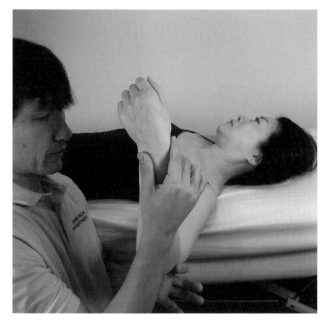 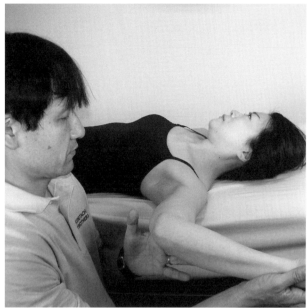

目的：後方関節唇損傷など関節内損傷の検査

方法：

　セラピストは他動的に肩関節を外転90度挙上し外旋し、上腕骨頭上軸方向に負荷をかける。

陽性：

　肩関節の局所痛あるいは疼痛回避動作が出現する。

ヒント：

　後方関節唇損傷など関節内損傷を疑う。

＜エビデンス＞
信頼性 NT
感度　　0.76
特異度 0.85
陽性尤度比 NA
陰性尤度比 NA

メモ：

参考文献：

Liu SH, Henry MH, Nuccion SL. A prospective evaluation of a new physical examination in predicting glenoid labral tears. Am J Sports Medicine. 1996;24(6):721-5.

Karlsson J. Physical examination tests are not valid for diagnosing SLAP tears: a review. Clin J Sport Medicine. 2010;20(2):134-5.

Apprehension test : Anterior（前方肩不安感テスト）

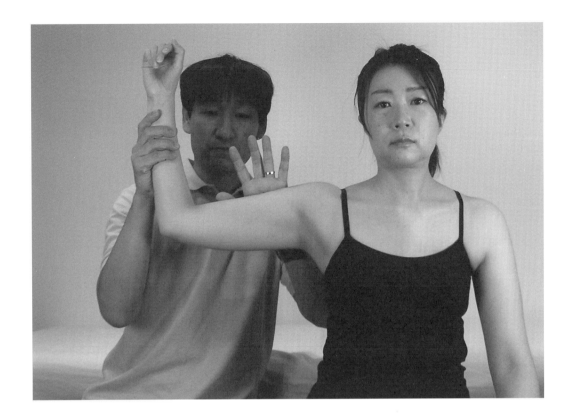

目的：前方関節不安定性および関節唇損傷の検査

方法：

　セラピストは他動的に患側肘を90度屈曲、肩関節を屈曲、外側、外旋させる。近位側の手を肩関節の後ろに置き、遠位手で手関節を保持する。近位手で上腕骨頭を前に押しながら遠位手で水平外転する。

陽性：

　不安定性もしくは症状の再現がある。

ヒント：

　関節前方不安定性および関節唇損傷を疑う。

備考：

　• インターナルインピンジメントとしても応用される。

メモ：

参考文献：

Lo et al 27An evaluation of the apprehension relocation, and surprise tests for anterior shoulder instability. Am J Sports Med. 2004;32:301-307.

Anterior apprehension with relocation test : Relocation test
（前方不安定性リロケーションテスト）

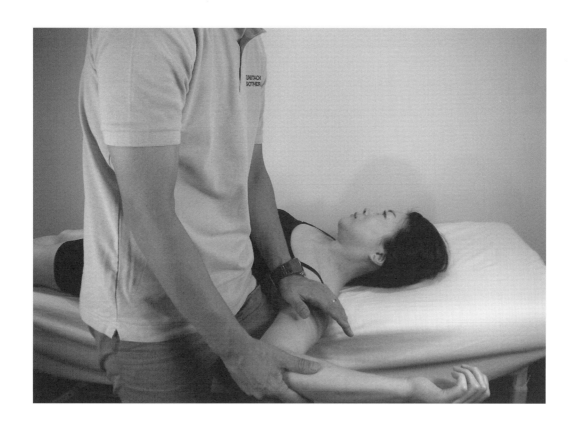

目的：関節弛緩性および関節唇損傷の検査

方法：
　セラピストは近位側の手を患側肩関節の骨頭前部に置き、他手で患側肘関節を保持する。患側肘を90度屈曲、肩関節を屈曲外側、外旋させる。肩関節に置いた手で上腕骨頭を後方に押す。

陽性：
　肩関節の疼痛や不安感が減少する。

ヒント：
　前方不安定性、肩関節脱臼、亜脱臼等を疑う。

備考：
　• インターナルインピンジメントとしても応用される。

＜エビデンス＞
信頼性 NT
感度　　0.44
特異度 0.87
陽性尤度比 3.38
陰性尤度比 0.64

メモ：

参考文献：

Guanche CA, Jones DC. Clinical testing for tears of the glenoid labrum. Arthroscopy. 19(5):517-523. doi:10.1053/jars.2003.50104.

van Kampen, DA, van den Berg, T, van der Woude, HJ, Castelein, RM, Terwee, CB, &Willems, WJ . Diagnostic value of patient characteristics, history, and six clinical tests for traumatic anterior shoulder instability. Journal of Shoulder and Elbow Surgery / American Shoulder and Elbow Surgeons, 2013 22(10), 1310–9.

Vind M, Bogh SB, Larsen CM, Knudsen HK, Søgaard K, Juul-kristensen B. Inter-examiner reproducibility of clinical tests and criteria used to identify subacromial impingement syndrome. BMJ Open. 2011;1(1):e000042.

O' Brien test（オブライエンテスト）

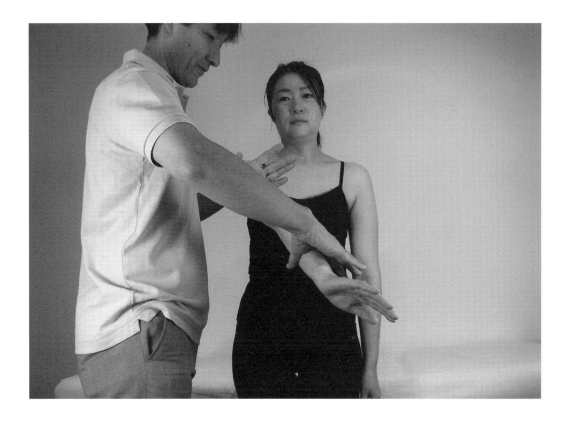

目的：上方関節唇損傷（SLAP）など関節内損傷の検査

方法：

　セラピストは前方挙上（約90度）、10度内転、最大内旋させる。症例に挙上するように指示する。セラピストはその運動に抵抗をかける。

陽性：

　肩関節に疼痛やクリック音が出現する。

ヒント：

　関節唇損傷特にSLAP損傷を疑う。

備考：

　• 外旋位も行い、陰性であることを確認する。

＜エビデンス＞
信頼性 NT
感度　　0.54-1.0
特異度 0.31-0.98
陽性尤度比 0.78-50
陰性尤度比 0-1.48

メモ：

参考文献：

O'Brien et al. The active compression test: a new and effective test for Diagnosing labral tears and acromioclavicular joint abnormality. Am j sports med. 1998;26:610-6131998

Biceps load II（バイセップロードⅡ）

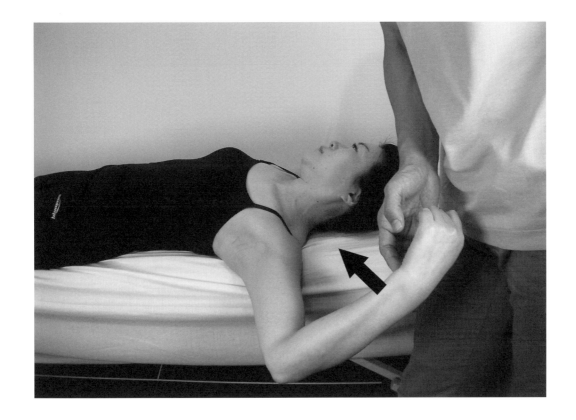

目的：上方関節唇損傷（SLAP）など関節内損傷の検査
方法：
　セラピストは症例の肩関節を肩甲骨面上で120度挙上、肘関節90度屈曲、前腕回外位、外旋可動域の最終可動域で、末梢の前腕に抵抗をかけながら症例に肘屈曲するように指示する。
陽性：
　肘屈曲抵抗感を伴った肩関節の深部痛が出現する。
ヒント：
　SLAPなど関節内損傷を疑う。

<エビデンス>
　信頼性　κ =0.82
　感度　　0.90
　特異度 0.97
　陽性尤度比 26.38
　陰性尤度比 0.11

メモ：

参考文献：
Kim SH, Ha KI, Ahn JH, Choi HJ. Biceps load test II: A clinical test for SLAP lesions of the shoulder. Arthroscopy. 2001;17(2):160-164. doi:10.1053/jars.2001.20665.
Hegedus EJ, Goode AP, Cook CE, et al. Which physical examination tests provide clinicians with the most value when examining the shoulder? Update of a systematic review with meta-analysis of individual tests. Br J Sports Med. 2012;46(14):964-78.

Crank test（クランクテスト）

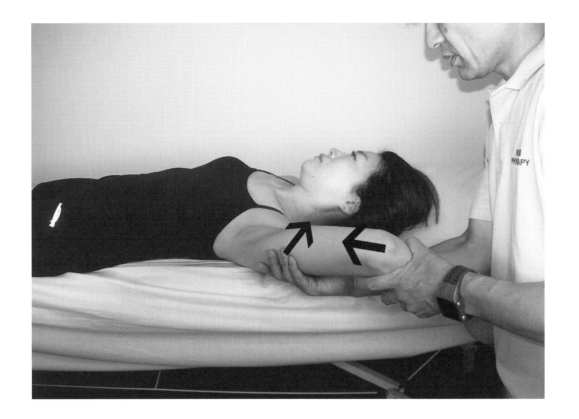

目的：上方関節唇損傷（SLAP）の検査

方法：
　セラピストは症例の肩関節を160度外転以上挙上し、外旋する。その後、骨頭に対して前方に力を加え関節唇周囲に骨頭をこすりつける。

陽性：
　こすりつけられる、もしくはクランクする感覚が出現する。

ヒント：
　上部関節唇損傷を疑う。

備考：
- 前方もしくは下方不安定のある症例は陽性となるかもしれない。
- 外転位は下部関節唇は骨頭と接しないため上部関節唇テストとしてはもっとも有効とされている。
- 外旋だけでなく、内旋でテストしてもかまわない。

<エビデンス>
　信頼性 NT
　感度　　0.91
　特異度 0.93
　陽性尤度比 7.0
　陰性尤度比 0.10

メモ：

参考文献：

Liu SH, Henry MH, Nuccion SL. A prospective evaluation of a new physical examination in predicting glenoid labral tears. Am J Sports Medicine. 1996;24(6):721-5.

Karlsson J. Physical examination tests are not valid for diagnosing SLAP tears: a review. Clin J Sport Medicine. 2010;20(2):134-5.

Resisted supination with external rotation test : RSERT

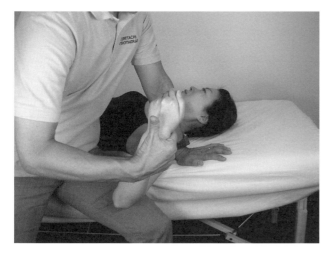 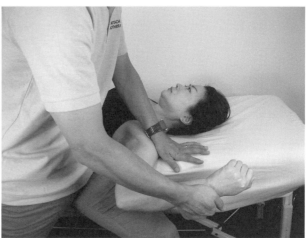

目的：上方関節唇損傷（SLAP）の検査
方法：
　セラピストは症例の肩関節を90度外転以上挙上する。
　症例にセラピストの抵抗に抗して回外させ、上腕二頭筋を収
　縮させた状態で他動的に外旋させる。
陽性：
　症状が再現する。
　クリック、ホッピングなども出現する。
ヒント：
　上部関節唇損傷を疑う。
備考：
- ピールバックメカニズム（上腕二頭筋の起始部のねじれ）というSLAP損傷特有の症
　状が出現する。

```
＜エビデンス＞
信頼性 NT
感度　　0.83
特異度 0.82
陽性尤度比 4.61
陰性尤度比 0.20
```

メモ：

参考文献：
Myers TH, Zemanovic JR, Andrews JR. The resisted supination external rotation test: a new test for the diagnosis of superior labral anterior posterior lesions. Am J Sports Medicine. 2005;33(9):1315-20.

Drop arm test（ドロップアームテスト）

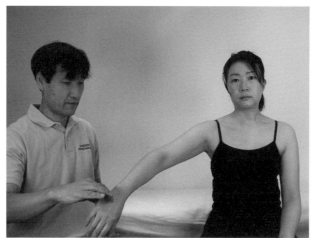 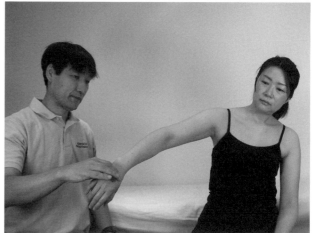

目的：主に棘上筋腱損傷の検査
方法：
　セラピストは他動的に関節面を100度以上外転させ、その位置
　で手を離しゆっくりと上肢を下ろすように指示する。
陽性：
　ゆっくりと下ろす途中の90度付近で落下する。
　もしくは、保持することが困難と訴える。
ヒント：
　腱板断裂を疑う。
備考：
　• Codman's sign（コッドマンサイン）ともいう。

```
＜エビデンス＞
 信頼性 NT
 感度　 0.27
 特異度 0.88
 陽性尤度比 2.25
 陰性尤度比 0.83
```

メモ：

参考文献：
Park HB, Yokota A, Gill HS, El rassi G, Mcfarland EG. Diagnostic accuracy of clinical tests for the different degrees of subacromial impingement syndrome. J Bone Joint Surg Am. 2005;87(7):1446-55.
Bak K, Sørensen AK, Jørgensen U, et al. The value of clinical tests in acute full-thickness tears of the supraspinatus tendon: does a subacromial lidocaine injection help in the clinical diagnosis? A prospective study. Arthroscopy. 2010;26(6):734-42.
Kappe T, Knappe K, Elsharkawi M, Reichel H, Cakir B. Predictive value of preoperative clinical examination for subacromial decompression in impingement syndrome. Knee Surg Sports Traumatol Arthroscopy. 2015;23(2):443-8.
Hegedus EJ, Goode AP, Cook CE, et al. Which physical examination tests provide clinicians with the most value when examining the shoulder? Update of a systematic review with meta-analysis of individual tests. Br J Sports Medicine. 2012;46(14):964-78.

Supraspinatus tendonitis test /Empty can-test（エンプティーカンテスト）

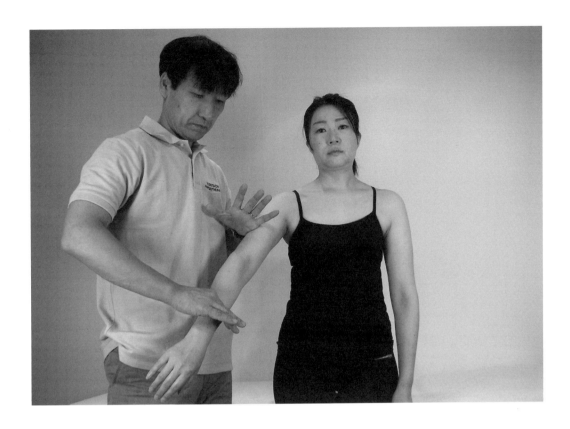

目的：肩甲上腕関節でのインピンジメントの検査
方法：
　セラピストの遠位手で他動的に母指を下に向けさせる。
　症例に上肢外転するように指示し、近位手でそれに抵
　抗を加える。
陽性：
　棘上筋腱付着部の痛みが出現する。
ヒント：
　棘上筋腱の変性性腱炎を疑う。
　インピンジメント徴候を疑う。

<エビデンス>
　信頼性 NT
　感度　　0.63痛み
　感度　　0.77筋力低下
　特異度 0.55痛み
　特異度 0.68筋力低下
　陽性尤度比 1.40痛み
　陽性尤度比 2.41筋力低下
　陰性尤度比 0.67痛み
　陰性尤度比 0.34筋力低下

メモ：

参考文献：
Itoi et al. Which is more useful. The ''full can test'' or the ''empty can test'' in detecting the torn supraspinatus tendon?　　Am J Sports Med. 1999;27:65-68.
Holtby R, Validity of the supraspinatus test as a single clinical test in diagnosing patients with rotator cuff pathology. J Orthop Sports Phys Ther. 2004;34:194-200

Internal rotation lag sign（内旋ラグサイン）

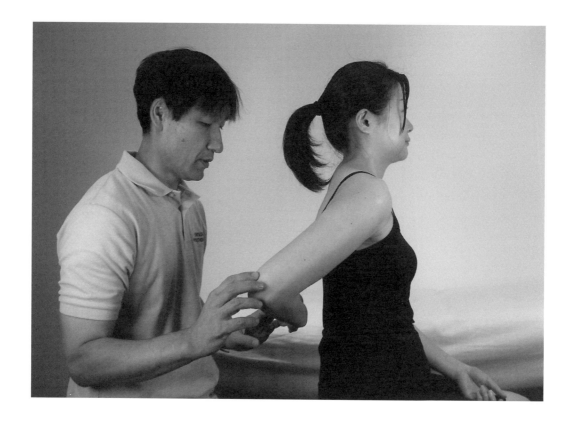

目的：肩甲下筋腱損傷の検査

方法：

　セラピストは他動的に手を背中に回して腰のあたりに置き、最終可動域まで手を後ろに持ち上げる。症例にその位置を保持するように指示する。

陽性：

　手を後ろに保持することが出来ない。

ヒント：

　肩甲下筋腱損傷を疑う。

備考：

　• Lift-off test（リフトオフテスト）は内旋に抵抗をかける。

＜エビデンス＞
　信頼性 NT
　感度　　0.97
　特異度 0.96
　陽性尤度比 24.95
　陰性尤度比 0.03

メモ：

参考文献：

Hertel R, Ballmer FT, Lombert SM, Gerber C. Lag signs in the diagnosis of rotator cuff rupture. J Shoulder Elbow Surg. 5(4):307-313.

Somerville LE, Willits K, Johnson AM, et al. Clinical Assessment of Physical Examination Maneuvers for Rotator Cuff Lesions. Am J Sports Medicine. 2014;42(8):1911-1919.

Yoon JP, Chung SW, Kim SH, Oh JH. Diagnostic value of four clinical tests for the evaluation of subscapularis integrity. J Shoulder Elbow Surgery. 2013;22(9):1186-92.

Gerber, C. and R.J. Krushell, Isolated rupture of the tendon of the subscapularis muscle. Clinical features in 16 cases. J Bone Joint Surg Br, 1991. 73(3): p. 389-94.

Belly press test（ベリープレステスト）

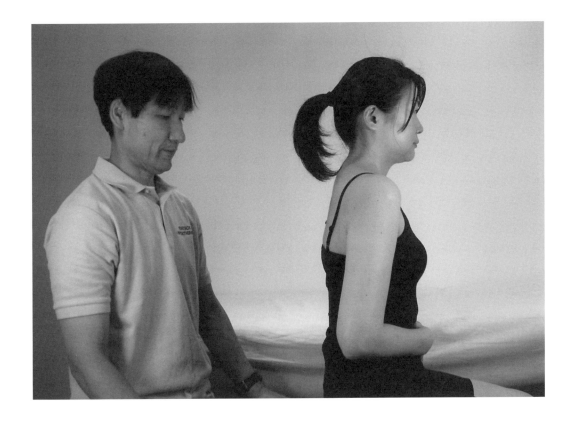

目的：肩甲下筋腱損傷の検査

方法：

　腹部に手を当てる。

陽性：

　腹部を押す動作が不可能もしくは明らかな左右差がある。

ヒント：

　肩甲下筋腱損傷を疑う。

備考：

- 関節拘縮が強く、リフトオフテストが困難な場合に採用する。
- 反対側の肩を保持させ、それに抵抗をかける Bear Hug Test（ベアハグテスト）を採用してもよい。

```
＜エビデンス＞
　信頼性 NT
　感度　　0.40
　特異度 0.98
　陽性尤度比 20
　陰性尤度比 0.61
```

メモ：

参考文献：

Barth JRH, Burkhart SS, De Beer JF. The bear-hug test: a new and sensitive test for diagnosing a subscapularis tear. Arthroscopy. 2006;22(10):1076-1084. doi:10.1016/j.arthro.2006.05.005.

Tokish JM, Decker MJ, Ellis HB, Torry MR, Hawkins RJ. The belly-press test for the physical examination of the subscapularis muscle: electromyographic validation and comparison to the lift-off test. J Shoulder Elbow Surgery. 2003;12(5):427-30.

Cadogan A, Laslett M, Hing W, Mcnair P, Williams M. Interexaminer reliability of orthopaedic special tests used in the assessment of shoulder pain. Manual Therapy. 2011;16(2):131-5.

External rotation lag sign（外旋ラグサイン）

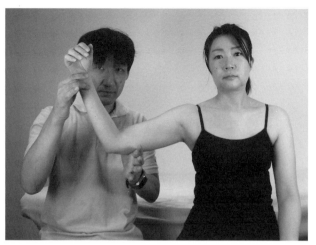 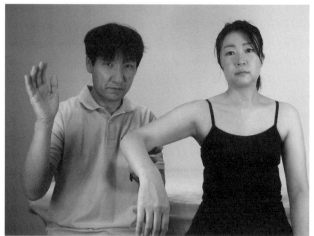

目的：棘下筋もしくは小円筋腱損傷の検査

方法：

　セラピストは他動的に肘90度屈曲位、肩関節20度外転位、最大外旋位にする。

　症例に、この肢位を保持するように指示する。

陽性：

　内旋方向に落下現象が出現する。

ヒント：

　棘下筋もしくは小円筋腱損傷を疑う。

<エビデンス>
　信頼性 NT
　感度　　0.70
　特異度 1
　陽性尤度比 NA
　陰性尤度比 NA

メモ：

参考文献：

Hertel R, Ballmer FT, Lombert SM, Gerber C. Lag signs in the diagnosis of rotator cuff rupture. J Shoulder Elbow Surg. 5(4):307-313.

Bak K, Sørensen AK, Jørgensen U, et al. The value of clinical tests in acute full-thickness tears of the supraspinatus tendon: does a subacromial lidocaine injection help in the clinical diagnosis? A prospective study. Arthroscopy. 2010;26(6):734-42.

Rotator cuff manual resistive tests（ローテーターカフ抵抗テスト）

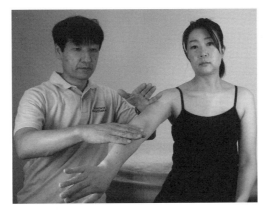

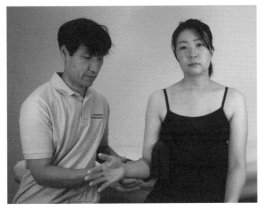 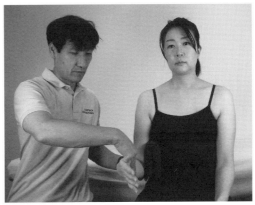

目的：回旋筋腱板の弱化と腱損傷の検査

方法：

＜棘上筋テスト＞図上

　セラピストは肩外転15度位にさせ、内転方向に抵抗をかける。症例にその肢位を保持するように指示する。肘屈曲位でもよい。

＜棘下筋、小円筋テスト（外旋テスト）＞図左下

　セラピストが内旋方向に抵抗をかける。症例にその肢位を保持するよう保持するように指　示する。小円筋のテストは90度外転位で外旋方向に抵抗をかける。

＜肩甲下筋テスト（内旋テスト）＞図右下

　セラピストが外旋方向に抵抗をかける。症例にその肢位を保持するように指示する。

ヒント：

　3- 以下は各腱板損傷を疑う。

備考：

• 小円筋のテストで症例は外旋できずに外転するホーンブロワーズサイン（Hornblower's sign）を示すことがある。

参考文献：

Lasbleiz S, Quintero N, Ea K, et al. Diagnostic value of clinical tests for degenerative rotator cuff disease in medical practice. Ann Physical Rehabilitation Medicine. 2014;57(4):228-43.

Kelly SM, Brittle N, Allen GM. The value of physical tests for subacromial impingement syndrome: a study of diagnostic accuracy. Clinical Rehabilitation. 2010;24(2):149-58.

Beaudreuil J, Nizard R, Thomas T, et al. Contribution of clinical tests to the diagnosis of rotator cuff disease: a systematic literature review. Joint Bone Spine. 2009;76(1):15-9.

Hanchard NC, Howe TE, Gilbert MM. Diagnosis of shoulder pain by history and selective tissue tension: agreement between assessors. J Orthop Sports Physical Therapy. 2005;35(3):147-53.

Collin, P., et al., What is the Best Clinical Test for Assessment of the Teres Minor in Massive Rotator Cuff Tears? Clin Orthop Relat Res, 2015. 473(9): p. 2959-66.

Walch, G., et al., The 'dropping' and 'hornblower's' signs in evaluation of rotator-cuff tears. J Bone Joint Surg Br, 1998. 80(4): p. 624-8.

Speed test（スピードテスト）

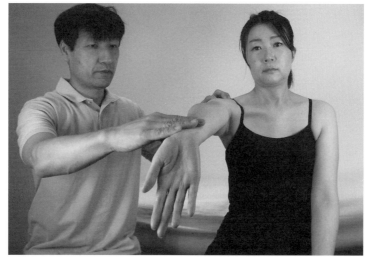

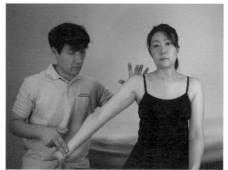 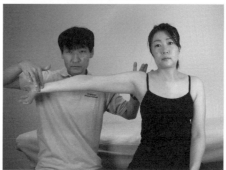

目的：上腕二頭筋長頭腱炎の検査

方法：

　セラピストは他動的に肘伸展、前腕回外位とする。

　症例に抵抗下で肩を挙上するように指示する。

陽性：

　肩前方に痛みが出現する。

ヒント：

　上腕二頭筋長頭筋腱炎を疑う。

備考：

- 臨床上、下垂位や外転外旋位など複数の肢位で施行してもよい。
- 急性炎症様の鋭い痛みが結節間溝から遠位に走るのが特徴的である。

```
＜エビデンス＞
信頼性 NT
感度　　0.32
特異度 0.75
陽性尤度比 1.28
陰性尤度比 0.91
```

メモ：

参考文献：

Holtby R, Razmjou H. Accuracy of the Speed's and Yergason's tests in detecting biceps pathology and SLAP lesions: comparison with arthroscopic findings. Arthroscopy. 2004;20(3):231-6.

Chen HS, Lin SH, Hsu YH, Chen SC, Kang JH. A comparison of physical examinations with musculoskeletal ultrasound in the diagnosis of biceps long head tendinitis. Ultrasound Medicine Biology. 2011;37(9):1392-8.

Wood VJ, Sabick MB, Pfeiffer RP, Kuhlman SM, Christensen JH, Curtin MJ. Glenohumeral muscle activation during provocative tests designed to diagnose superior labrum anterior-posterior lesions. American J Sports Medicine. 2011;39(12):2670-8.

Arrigoni P, Ragone V, D'ambrosi R, et al. Improving the accuracy of the preoperative diagnosis of long head of the biceps pathology: the biceps resisted flexion test. Joints. 2014;2(2):54-8.

Yergason test（ヤンガーソンテスト）

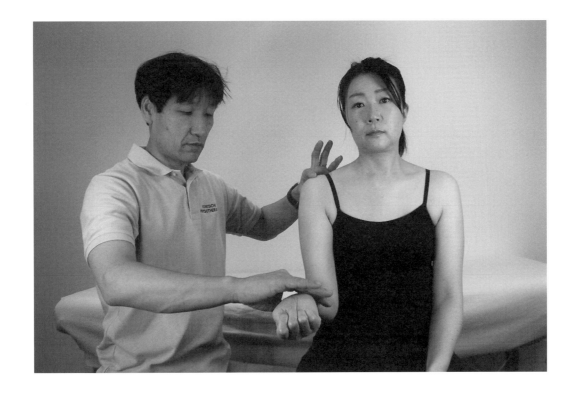

目的：上腕二頭筋長頭腱炎の検査

方法：

　セラピストは患側上肢を体側に下垂、肘90度屈曲にする。近位側の手で結節間溝を触知、遠位側の手で患側手関節を保持する。次に症例にその前腕を外旋・回外するように指示し、それに抵抗を加える。

陽性：

　結節間溝に局所的痛みか圧痛が出現する。

ヒント：

　上腕二頭筋長頭筋腱炎を疑う。

備考：

　• 回内位で開始することが多いが、最終肢位回外位でブレイクテストをしてもよい。

<エビデンス>
　信頼性 0.28
　感度　　0.32
　特異度 0.78
　陽性尤度比 1.45
　陰性尤度比 0.87

メモ：

参考文献：

Ostor AJ, Richards CA, Prevost AT, Hazleman BL, Speed CA. Interrater reproducibility of clinical tests for rotator cuff lesions. Ann Rheum Diseases. 2004;63(10):1288-92.

Chen HS, Lin SH, Hsu YH, Chen SC, Kang JH. A comparison of physical examinations with musculoskeletal ultrasound in the diagnosis of biceps long head tendinitis. Ultrasound Medicine Biology. 2011;37(9):1392-8.

Wood VJ, Sabick MB, Pfeiffer RP, Kuhlman SM, Christensen JH, Curtin MJ. Glenohumeral muscle activation during provocative tests designed to diagnose superior labrum anterior-posterior lesions. American J Sports Medicine. 2011;39(12):2670-8.

Arc of pain Ⅱ（アークオブペインツー）

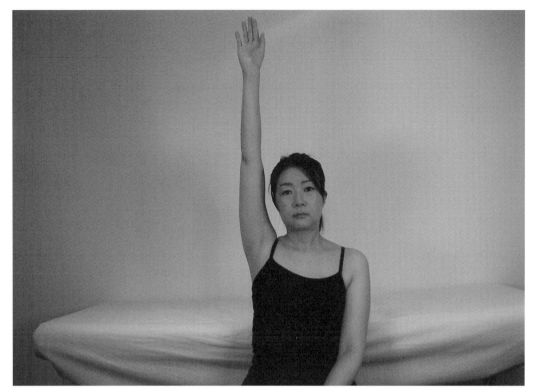

肩鎖関節由来の有痛弧

目的：肩鎖関節でのインピンジメントの検査
方法：
　最終挙上位まで自動運動する。
陽性：
　最終挙上（170～180度）で症状の再現や痛みがある。
ヒント：
　肩鎖関節損傷を疑う。

メモ：

参考文献：
Park H Bin, Yokota A, Gill HS, El Rassi G, McFarland EG. Diagnostic accuracy of clinical tests for the different degrees of subacromial impingement syndrome. J Bone Joint Surg Am. 2005;87(7):1446-1455. doi:10.2106/JBJS.D.02335.
McClure PW, Michener LA. Staged Approach for Rehabilitation Classification: Shoulder Disorders (STAR-Shoulder). Phys Ther. 2015;95(5):791-800. doi:10.2522/ptj.20140156.

Acromioclavicular shear test（肩鎖関節シェアテスト）

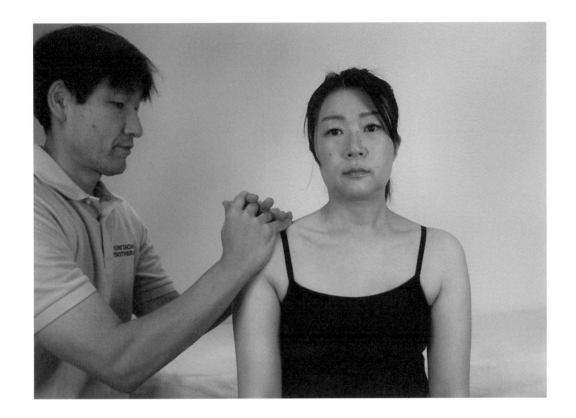

目的：肩鎖関節損傷の検査

方法：

　セラピストは症例の肩鎖関節の前後を両手で把持する。

　次いで、前後から搾るように把持する。

陽性：

　肩鎖関節痛で症状が再現する。

ヒント：

　肩鎖関節損傷を疑う。

備考：

　・肩鎖関節損傷の症例は疼痛部位を示指で正確に示す特徴がある。

メモ：

参考文献：

Dromerick AW, Kumar A, Volshteyn O, Edwards DF. Hemiplegic shoulder pain syndrome: interrater reliability of physical diagnosis signs. Arch Phys Med Rehabil. 2006;87(2):294-5.

Cross-Over impingement test（クロスオーバー　インピンジメントテスト）

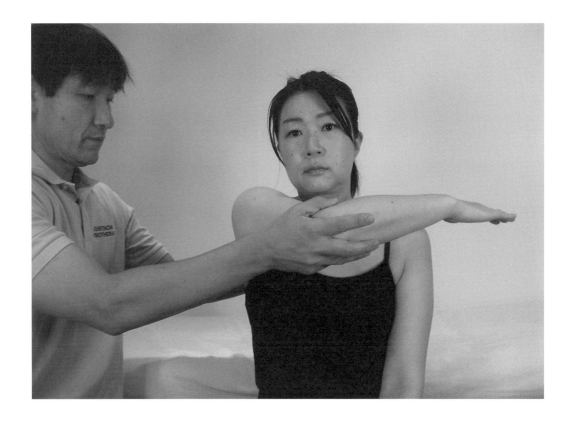

目的：肩鎖関節損傷の検査

方法：

　セラピストの近位側は肩甲骨を固定し、遠位側の手は肘を持ち他動的に水平内転させる。

陽性：

　①肩鎖関節部の痛み。

　②前方の痛み。

　③後方の痛みが出現する。

ヒント：

　①肩鎖関節損傷を疑う。

　②肩甲下筋、棘上筋、上腕二頭筋長頭腱等の損傷を疑う。

　③棘下筋、小円筋、後方関節包の損傷を疑う。

＜エビデンス＞
　信頼性　NT
　感度　　0.23-82
　特異度　0.28-82
　陽性尤度比　NA
　陰性尤度比　NA

メモ：

参考文献：

Dromerick AW, Kumar A, Volshteyn O, Edwards DF. Hemiplegic shoulder pain syndrome: interrater reliability of physical diagnosis signs. Arch Phys Med Rehabil. 2006;87(2):294-5.

First rib spring test（第1肋骨テスト）

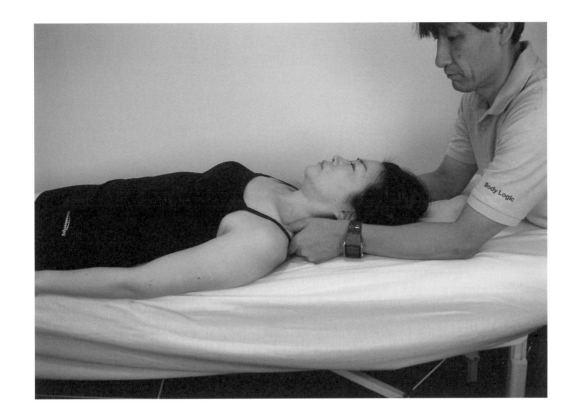

目的：第1肋骨の低可動性の検査

方法：

　セラピストは症例の肩鎖関節を母指もしくは第2中手骨頭で僧帽筋上部線維を取り除いて、第1肋骨を尾側方向へスプリングテクニックを使用し可動性を評価する。反対側と比較する。

陽性：

　症状の再発や第1肋骨のスティフネスが出現する。

ヒント：

　第1肋骨の低可動性を疑う。

<エビデンス＞

　信頼性　κ =0.43

　感度　　NT

　特異度 NT

　陽性尤度比 NA

　陰性尤度比 NA

メモ：

参考文献：

Smedmark V, Wallin M, Arvidsson I. Inter-examiner reliability in assessing passive intervertebral motion of the cervical spine. Man Ther. 2000;5(2):97-101. doi:10.1054/math.2000.0234.

Lateral Scapular slide test：LSST（外側肩甲骨スライドテスト）

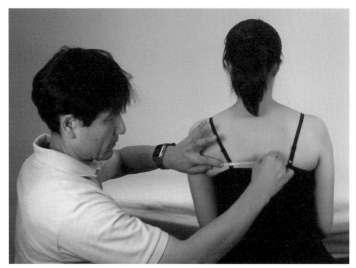

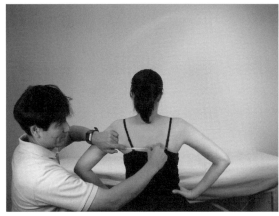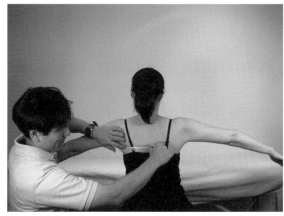

目的：肩甲骨アライメントの検査

方法：

　セラピストは症例に①両上肢を下垂（図上）、②両手を股関節上部（図左下）、③両上肢を最大内旋（図右下）、外転90度の3つをとらせ、3つの肢位で肩甲骨下角から棘突起までの距離を計測する。

陽性：

　1.5cm以上の左右差がある。

ヒント：

　長さは肩甲骨の上方回旋を疑う。

　短さは肩甲骨の下方回旋を疑う。

<エビデンス>

信頼性 0.87①

　　　　0.77②

感度　　NT

特異度　NT

陽性尤度比 NA

陰性尤度比 NA

メモ：

参考文献：

Smedmark V, Wallin M, Arvidsson I. Inter-examiner reliability in assessing passive intervertebral motion of the cervical spine. Man Ther. 2000;5(2):97-101. doi:10.1054/math.2000.0234.

Scapular assistance test（スキャプラアシスタンステスト）

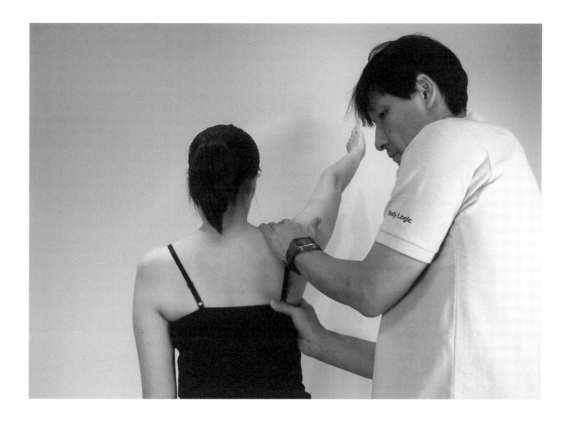

目的：自動挙上もしくは悪化する動きの時に修正された肩甲骨上方回旋の検査

方法：

セラピストは最初に悪化する動きの質的変化、症状の再現を観察する。次に肩甲骨内側縁を把持し、自動運動しながら上方回旋を促す。他方の手は、肩甲骨上角を把持して適切な肩甲骨の後傾を誘導する。修正された状態で悪化する動作をしてもらいその症状や肩甲骨動きの質的変化を再検査する。

陽性：

症状が軽減する。

ヒント：

肩甲骨の強調運動障害を疑う。

備考：

• 肩甲骨の質的変化の異常に着目する。

メモ：

参考文献：

Vind M, Bogh SB, Larsen CM, Knudsen HK, Søgaard K, Juul-kristensen B. Inter-examiner reproducibility of clinical tests and criteria used to identify subacromial impingement syndrome. BMJ Open. 2011;1(1):e000042

Scapular retraction test（スキャプラリストラクトテスト）

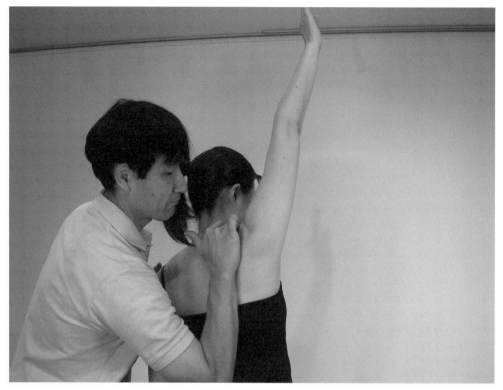

リトラクト

目的：肩甲骨リトラクト（最小限の翼状肩甲もしくは内旋の修正）誘導効果の検査

方法：

　セラピストの手掌は肩甲骨後面の肩甲棘をコンタクトし、肩鎖関節前方から指で肩甲骨を把持する。前腕は肩甲骨内側縁上でサポートを追加する目的で、肩甲骨下角の方向に斜め方向に角度をつける。中程度の力で肩甲骨リトラクトを促す。

陽性：

　症状の軽減、もしくは可動域の増大が出現する。

ヒント：

　肩甲骨の協調運動障害を疑う。

備考：

- 肩甲骨の質的変化の異常に着目する。
- 修正された肩甲骨アライメントで痛みや動きを評価する。

メモ：

参考文献：

Kibler WB, Sciascia A, Dome D. Evaluation of apparent and absolute supraspinatus strength in patients with shoulder injury using the scapular retraction test. Am J Sports Med. 2006;34(10):1643-7.

Scapula reposition test（スキャプラリポジヨンテスト）

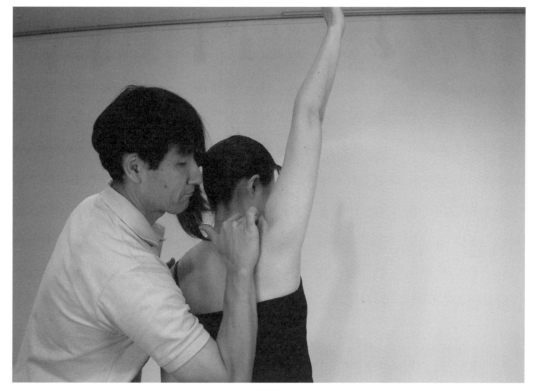

後傾

目的：肩甲骨後傾（肩甲骨前傾の修正）誘導効果の検査

方法：

　セラピストの手掌は肩甲骨後面の肩甲棘をコンタクトし、肩鎖関節前方から指で肩甲骨を把持する。前腕は肩甲骨内側縁上でサポートを追加する目的で、肩甲骨下角の方向に斜め方向に角度をつける。そして、肩甲骨の後傾を促すために、肩甲骨下角に中程度の力を加える。

陽性：

　症状の軽減、もしくは可動域の増大が出現する。

ヒント：

　肩甲骨の協調運動障害を疑う。

備考：

・肩甲骨の質的変化の異常に着目する。

・修正された肩甲骨アライメントで痛みや動きを評価する。

メモ：

参考文献：

Tate AR, McClure PW, Kareha S, Irwin D. Effect of the Scapula Reposition Test on shoulder impingement symptoms and elevation strength in overhead athletes. J Orthop Sports Phys Ther. 2008;38(1):4-11. doi:10.2519/jospt.2008.2616.

Closed kinetic chain upper extremity stability test
（**CKC**上肢スタビリティーテスト）

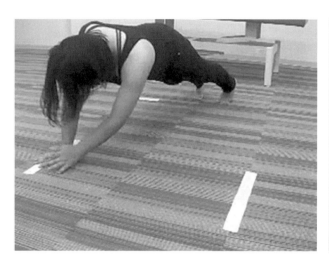 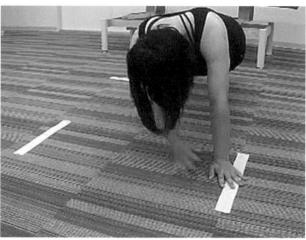

目的：機能的な上肢クローズチェーンの検査

方法：

　予め36インチ（91.44cm）幅に1.5インチ幅のテーピングを平行に床に貼っておく。症例はそれぞれのテープの上に手を置き腕立て伏せの肢位となる。次いで、片側の手で反対側の手にさわる。元の位置に戻り反対側も同様に行い繰り返す、手が体幹を横切って反対側の手に触る数を数える。時間は15秒間とする。

メモ：

＜正常値＞

座りきりの男性　　22.67

座りきりの女性　　24.78

活動的な男性　　　24.58

活動的な女性　　　27.97

インピンジメント症候群の男性

10.10タッチ

インピンジメント症候群の女性

12.20タッチ

傷害リスク高　　＜21タッチ

参考文献：

Lee D-R, Kim LJ. Reliability and validity of the closed kinetic chain upper extremity stability test. J Phys Ther Sci. 2015;27(4):1071-1073. doi:10.1589/jpts.27.1071.

Posterior shoulder endurance test（肩後方耐久性テスト）

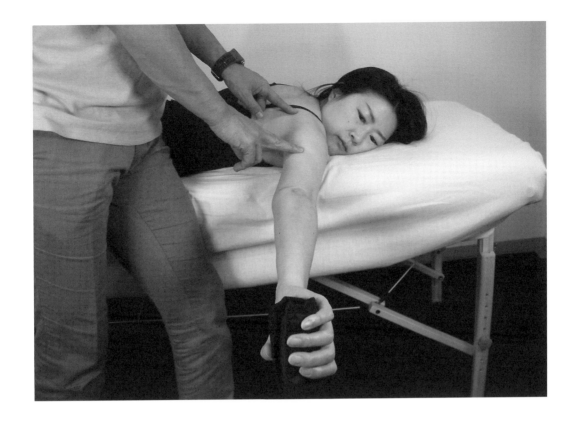

目的：肩後方耐久性の検査

方法：

- 症例はベッドの端に腹臥位とする。
- 体重の約2%のものを持つ（最も近い重りでよい）。
- セラピストは90度水平外転位以上外転しないように抑制する。
  （過水平外転による肩前方ストレスの予防のため）
- 床と垂直に腕を下ろし、90度水平外転し、1秒間保持する。
- 1分間に30回のペースで行う。
  （上げて、下げてという指示を1分間に30回のペースで繰り返す）
- 疲労するまで行う。疲労の定義は以下の3つとなる。
  ①秒間90度水平外転不可能となった場合
  ②上部体幹での代償運動が出現した場合
  ③継続困難であるとの自己申告した場合

＜エビデンス＞
信頼性 κ =0.82
感度　0.90
特異度 0.97
陽性尤度比 26.38
陰性尤度比 0.11

メモ：

参考文献：
Moore SD, Uhl TL, Kibler W Ben. Improvements in shoulder endurance following a baseball-specific strengthening program in high school baseball players. Sports Health. 2013;5(3):233-238. doi:10.1177/1941738113477604.

第3章
Elbow（肘）

Valgus stress test (外反ストレステスト)

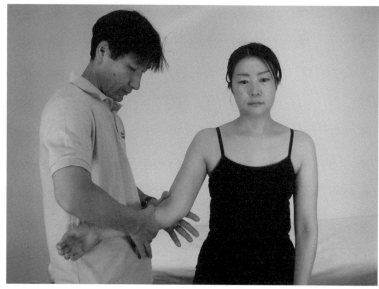

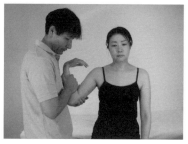 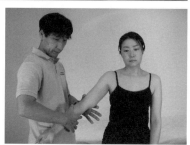

目的：上腕骨内側上顆炎を検査

方法：
　　セラピストは前腕を外反強制する。

陽性：
　　外反強制で症状が再現もしくは
　　肘内側に不安定性が出現する。

ヒント：
　　上腕骨内側上顆炎を疑う。

備考：
　・複数の角度で検査する。
　・深屈曲位での外反ストレスは尺骨神経の絞扼も疑う。
　・内反強制して外側上顆炎の検査をしてもよい。

<エビデンス>
　信頼性 0.33-60
　感度　　NT
　特異度 NT
　陽性尤度比 NA
　陰性尤度比 NA

メモ：

参考文献：

Ellebecker TS,Boeckmann RR. Interrater reliability of manual valgus stress testing of the elbow joint and its relation to an objective stress: radiography technique in professional baseball pichers. J Othop Sports Phys Ther. 1998;27(1):95

O'driscoll SW, Lawton RL, Smith AM. The "moving valgus stress test" for medial collateral ligament tears of the elbow. Am J Sports Med. 2005;33(2):231-9.

Moving Valgus Stress Test（動的外反ストレステスト）

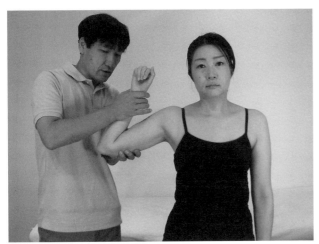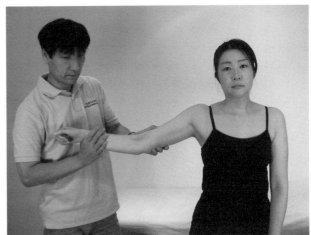

目的：上腕骨内側側副靱帯を検査

方法：
　開始肢位は肩関節90度外転位、肘関節最大屈曲位、肩関節最大外旋位で、中等度の外反ストレスを加えながら、急速に肘関節を伸展（30度程度まで）する。

陽性：
　症状が再現される。

ヒント：
　上腕骨内側側副靱帯の不安定性を疑う。

備考：
- 上腕骨内側上顆を圧迫しながら屈曲伸展運動すると約屈曲90度でのスナップは神経、約120度でのスナップは筋（上腕三頭筋内側頭）ではないかと考えられている。
- 120から70度はペインゾーンといわれる。

メモ：

<エビデンス>
　信頼性 NT
　感度　　1
　特異度 0.75
　陽性尤度比 4
　陰性尤度比 0

参考文献：
O'Driscoll SW, Lawton RL, Smith AM. The "moving valgus stress test" for medial collateral ligament tears of the elbow. Am J Sports Med. 2005;33(2):231-9.

Golfer's elbow test（ゴルフ肘テスト）

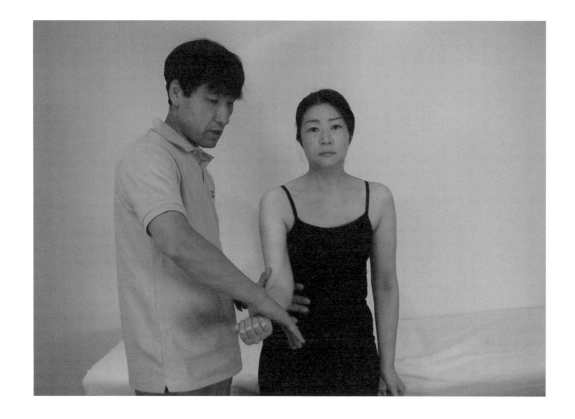

目的：上腕骨内側上顆炎を検査

方法：

　セラピストの近位手で肘、遠位手で手関節を把持する。症例に肘屈曲を命じそれに抵抗を加える。

陽性：

　症状が再現される。

ヒント：

　上腕骨内側上顆炎を疑う。

```
メモ：



```

参考文献：

Klaus Buckup, M., Clinical Tests for the Musculoskeltetal System, ed. t. Edition2012, Stuttgart · New York · Delh · Rio Janeiro: Thieme.p151.

Lateral Pivot Shift Test（ラテラルピポットシフトテスト）

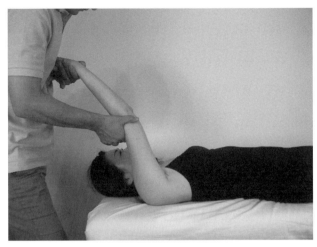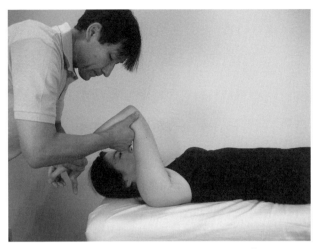

屈曲20〜30度→橈骨頭の脱臼操作　　　屈曲40〜70度→橈骨頭の脱臼が整復される

目的：腕橈関節の不安定性を検査

方法：

　セラピストの近位手は肘、遠位手は手関節を把持し軽度肘屈曲位にする。回外と中等度の外反ストレスで腕橈関節に圧迫をかけながら肘関節を動かす。

陽性：

　症状が再現される。約20〜30度では橈骨頭の脱臼操作となり約40〜70度では整復操作となる。

ヒント：

　外側側副靱帯損傷、橈骨頭骨折を疑う。

　腕橈関節の不安定性等を疑う。

備考：

　• 杖の不良な使い方による陳旧例がある。

　• 腕橈関節の亜脱臼、肘外側上顆の術後、橈骨頭骨折術後で発症する。

　• Posterolateral Apprehension Test（ポステリオルアプリヘンジョンテスト）ともいう。

メモ：

参考文献：

Klaus Buckup, M., Clinical Tests for the Musculoskeltetal System, ed. t. Edition2012, Stuttgart · New York · Delh · Rio Janeiro: Thieme.p146.

Thomsen test（トムセンテスト）/ Cozen's test（コーゼンテスト）

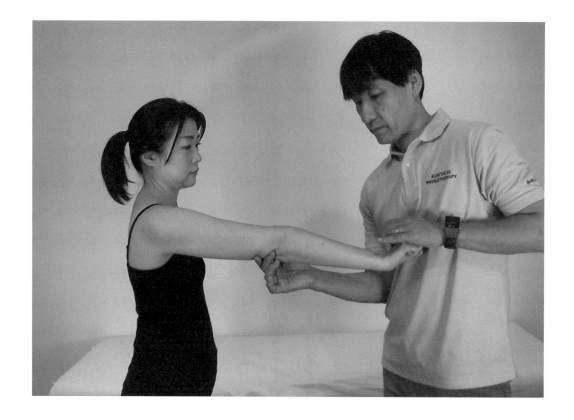

目的：上腕骨外側上顆炎を検査

方法：

　セラピストは肘伸展位、手関節背屈、手指屈曲位、軽度前腕回内位にさせる。近位手で外側上顆を触知し、遠位手で症例の背側に手を置く。症例に背屈を指示し、それに対して抵抗する。

陽性：

　上腕骨外側上顆部に痛みが出現する。

ヒント：

　上腕骨外側上顆炎を疑う。

メモ：

参考文献：

Bhargava AS, Eapen C, Kumar SP. Grip strength measurements at two different wrist extension positions in chronic lateral epicondylitis-comparison of involved vs. uninvolved side in athletes and non athletes: a case-control study. Sports Med Arthrosc Rehabil Ther Technol. 2010;2:22.

Peterson M, Butler S, Eriksson M, Svärdsudd K. A randomized controlled trial of exercise versus wait-list in chronic tennis elbow (lateral epicondylosis). Ups J Med Sci. 2011;116(4):269-79.

Bhatt JB, Glaser R, Chavez A, Yung E. Middle and lower trapezius strengthening for the management of lateral epicondylalgia: a case report. J Orthop Sports Phys Therapy. 2013;43(11):841-7.

Chair test（チェアーテスト）

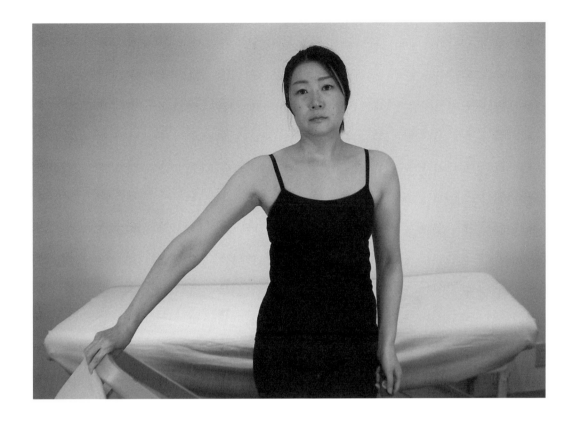

目的：上腕骨外側上顆炎を検査
方法：
　症例は肘、手関節伸展・前腕回内位で椅子を持ち上げる。
陽性：
　上腕骨外側上顆部に痛みが出現する。
ヒント：
　上腕骨外側上顆炎を疑う。

メモ：

参考文献：
Klaus Buckup, M., Clinical Tests for the Musculoskeltetal System, ed. t. Edition2012, Stuttgart · New York · Delh · Rio Janeiro: Thieme.p147.

Decreased pain free grip（デグリースペインフリーグリップ）

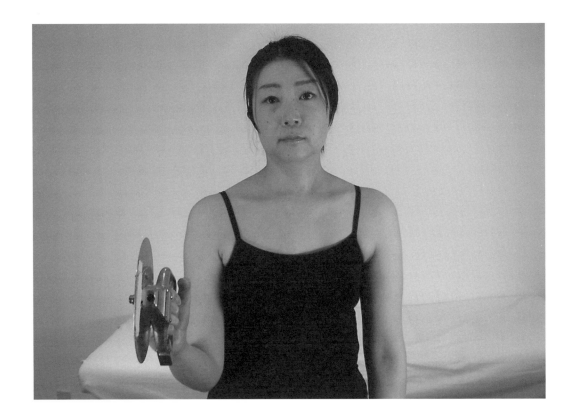

目的：上腕骨外側上顆炎を検査

方法：

　症例は座位姿勢、握力計を痛みのない範囲内で握る。計測は左右3回ずつ行い、その平均
　値を記録する。

陽性：

　明らかな左右差がある。

ヒント：

　上腕骨外側上顆炎を疑う。

メモ：

参考文献：

Coombes BK, Wiebusch M, Heales L, Stephenson A, Vicenzino B. Isometric Exercise Above but not Below an Individual's Pain Threshold Influences Pain Perception in People with Lateral Epicondylalgia. Clin J Pain. 2016; Feb 17. Epub ahead of print

Coombes BK, Bisset L, Vicenzino B. Cold hyperalgesia associated with poorer prognosis in lateral epicondylalgia: a 1-year prognostic study of physical and psychological factors. Clin J Pain. 2015;31(1):30-5.

Maudsley's test（マズリーズ　テスト）/ Middle finger test（中指伸展テスト）

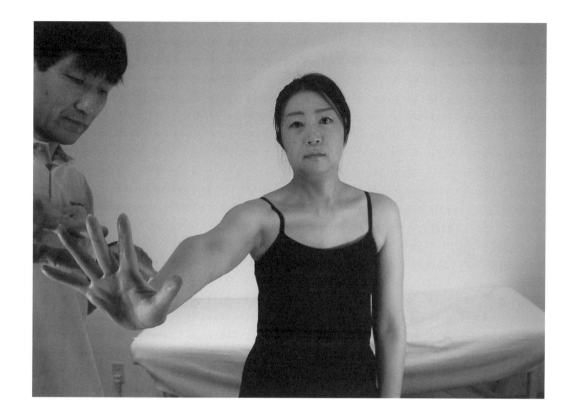

目的：上腕骨外側上顆炎を検査

方法：

　セラピストは肘、手関節伸展・前腕回内位で手指伸展させ、中指に抵抗をかける。

陽性：

　上腕骨外側上顆部に痛みが出現する。

ヒント：

　上腕骨外側上顆炎を疑う。

備考：

　• 本邦では中指伸展テストとして知られている。

メモ：

参考文献：

Mccallum SD, Paoloni JA, Murrell GA. Five-year prospective comparison study of topical glyceryl trinitrate treatment of chronic lateral epicondylosis at the elbow. Br J Sports Med. 2011;45(5):416-20.

Fairbank SM, Corlett RJ. The role of the extensor digitorum communis muscle in lateral epicondylitis. J Hand Surg Br. 2002;27(5):405-9.

Mill's test（ミルズテスト）

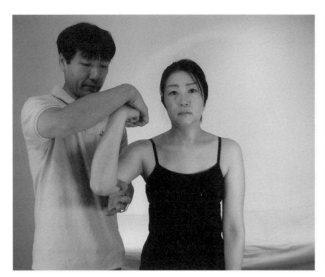 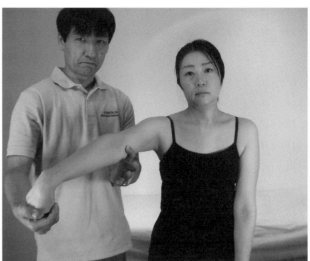

目的：上腕骨外側上顆炎を検査

方法：

　セラピストは肩関節外転70度、肘関節90度屈曲で手指は母指を把持するように指示し、近位手は外側上顆部を、遠位手は手関節を把持する。肘を伸展しながら回内することにより回外筋群を伸張位にする。

陽性：

　上腕骨外側上顆部の伸張時痛が出現する。

ヒント：

　上腕骨外側上顆炎を疑う。

メモ：

参考文献：

Bhargava AS, Eapen C, Kumar SP. Grip strength measurements at two different wrist extension positions in chronic lateral epicondylitis-comparison of involved vs. uninvolved side in athletes and non athletes: a case-control study. Sports Med Arthrosc Rehabil Ther Technol. 2010;2:22.

Bhatt JB, Glaser R, Chavez A, Yung E. Middle and lower trapezius strengthening for the management of lateral epicondylalgia: a case report. J Orthop Sports Phys Therapy. 2013;43(11):841-7.

Pressure pain threshold for lateral epicondylalgia（外側上顆部圧痛閾値テスト）

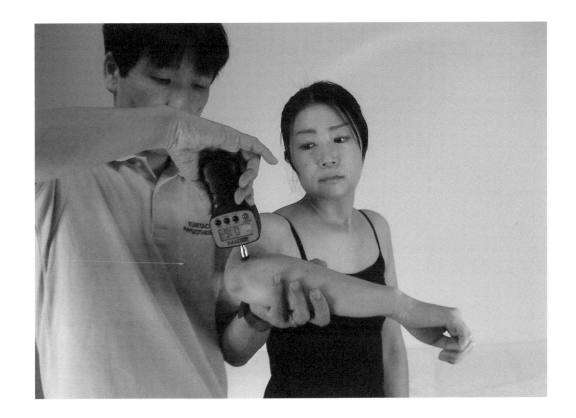

目的：上腕骨外側上顆炎を検査

方法：

　セラピストは肘を傾度屈曲位とさせ、圧痛計を上腕骨外側上顆に対して垂直方向に少しずつ圧を上げていく。症例に痛くなったら「今です」と訴えるように指示しておく。頻度は3回繰り返し30秒間休憩を挟む。反対側や他の部位とも比較する。

陽性：

　左右差がある。

ヒント：

　上腕骨外側上顆炎を疑う。

メモ：

参考文献：

Coombes BK, Wiebusch M, Heales L, Stephenson A, Vicenzino B. Isometric Exercise Above but not Below an Individual's Pain Threshold Influences Pain Perception in People with Lateral Epicondylalgia. Clin J Pain. 2016; Feb 17. Epub ahead of print

Coombes BK, Bisset L, Vicenzino B. Cold hyperalgesia associated with poorer prognosis in lateral epicondylalgia: a 1-year prognostic study of physical and psychological factors. Clin J Pain. 2015;31(1):30-5.

Ruiz-ruiz B, Fernández-de-las-peñas C, Ortega-santiago R, Arendt-nielsen L, Madeleine P. Topographical pressure and thermal pain sensitivity mapping in patients with unilateral lateral epicondylalgia. J Pain. 2011;12(10):1040-8.

Fernández-carnero J, Fernández-de-las-peñas C, De la llave-rincón AI, Ge HY, Arendt-nielsen L. Widespread mechanical pain hypersensitivity as sign of central sensitization in unilateral epicondylalgia: a blinded, controlled study. Clin J Pain. 2009;25(7):555-61.

Yamamoto test（山本テスト）

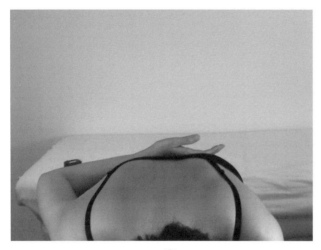
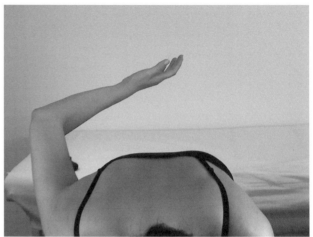

正常 　　　　　　　　　　　　　　　　内反肘変形

目的：肘関節の変形を検査
方法：
　　前腕と背部の角度 α （上腕骨の内反）を計測する。
　　左右差を比較する。
陽性：
　　前腕が背中につかない（右図）。
　　α 角に明らかな左右差が出現する。
ヒント：
　　内反肘変形を疑う。

メモ：

参考文献：
Yamamoto I. et al :Cubitus varus deformity following supracondylar fracture of the humerus. A method for measuring rotational deformity. Clin Orthop Relat Res 201 : 179-185,1985

第4章
Wrist&Hand
（手関節と手）

Figure-of-eight test for swelling（フィギヤーエイト腫脹テスト）

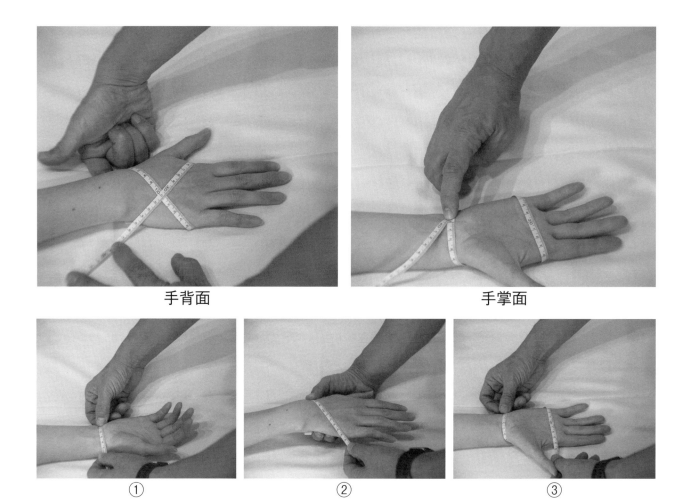

手背面　　　　　　　　　　　　　　　　　手掌面

①　　　　　　　　　　　②　　　　　　　　　　　③

目的：手関節腫脹の計測
方法：
　以下の手順で周経を計測する。
　　①手掌面の尺骨遠位部から開始して平行に外側へ行き、橈側遠位部を通過し背側へ行く。
　　②背側は近位対側の第5MP関節面部を通過し掌側へ行く。
　　③掌側に回り第1MP関節面上を通り再び背側へ行く。
　　④近位対側の開始位置の尺骨遠位の開始点に戻る。

メモ：

参考文献：
Leard J, Breglio L, Fraga L, et al. Reliability and concurrent validity of the figure-of-eight method of measuring hand size in patients with hand pathology. J Orthop Sports Phys Ther. 2004; 24:335-340

Valgus stress test of the thumb（母指外反ストレステスト）

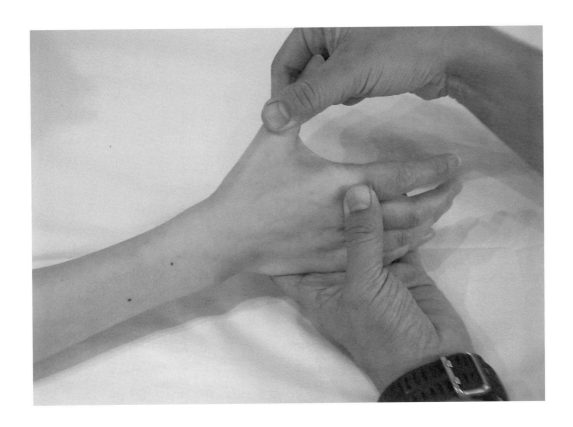

目的：母指尺側側副靱帯のストレス検査

方法：

　セラピストは母指と示指で症例の母指をつまむ。母指完全伸展位で母指中手指節（MP）関節に外反ストレスをかける。

陽性：

　外反が30-35度よりも大きくなる。

ヒント：

　母指尺側側副靱帯の損傷を疑う。

メモ：

参考文献：

Mckeon KE, Gelberman RH, Calfee RP. Ulnar collateral ligament injuries of the thumb: phalangeal translation during valgus stress in human cadavera. J Bone Joint Surg Am. 2013;95(10):881-7.

Grind test（グラインドテスト）

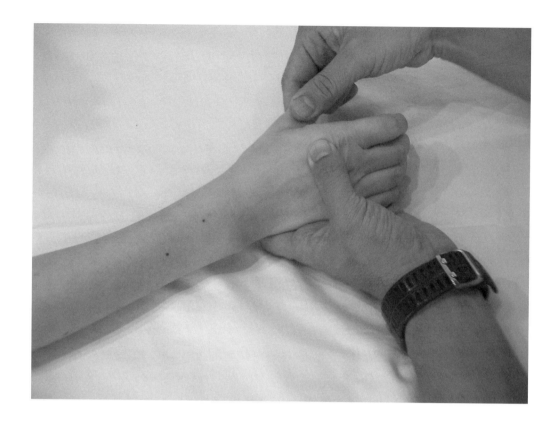

目的：母指CM関節の変形を検査
方法：
　セラピストは母指と示指で症例の母指をつまみ、母指に長軸圧を加えながら分回し運動を行う。
陽性：
　母指に鋭い痛みやつまみ動作で母指の基部に疼痛が出現する。
ヒント：
　母指CM関節の変形性関節症を疑う。
備考：
- 閉経後の女性に多い。
- 母指基部の捻挫・靱帯損傷では母指に牽引刺激＋分回し運動で疼痛誘発する。

メモ：

参考文献：

Model Z, Liu AY, Kang L, Wolfe SW, Burket JC, Lee SK. Evaluation of Physical Examination Tests for Thumb Basal Joint Osteoarthritis. Hand. 2016;11(1):108-12.

Marshall M, Van der windt D, Nicholls E, Myers H, Dziedzic K. Radiographic thumb osteoarthritis: frequency, patterns and associations with pain and clinical assessment findings in a community-dwelling population. Rheumatology. 2011;50(4):735-9.

Ulnar Carpal Stress Test / Ulnocarpal stress（尺骨手根部ストレステスト）

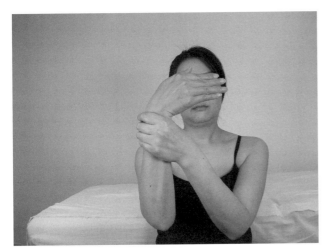
回内位

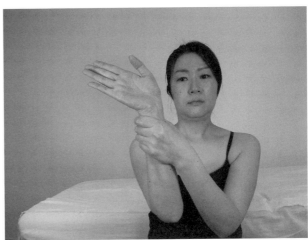
回外位

目的：TFCC損傷の検査

方法：

　セラピストは症例に回内位から尺屈強制もしくは回外位から尺屈強制を指示する。

陽性：

　症状が再現する。

ヒント：

　三角線維軟骨複合体損傷（TFCC損傷）や尺骨突き上げ症候群を疑う。

備考：

　• 回内位もしくは回外位で疼痛を訴えるのは症例による。

メモ：

参考文献：

Nakamura, R., et al., The ulnocarpal stress test in the diagnosis of ulnar-sided wrist pain. J Hand Surg Br, 1997. 22(6): p. 719-23.

Ballottement (Reagan's) test（バロットメントテスト）

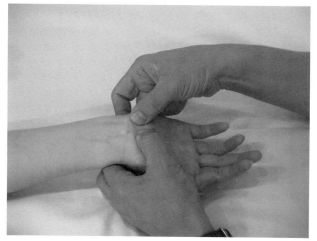 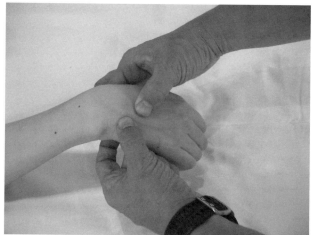

豆状骨、月状骨の検査

目的：手根骨不安定性を検査

方法：

　セラピストは各々の手根骨の動きを触知し背屈、掌屈などする。症状が再現したり減少したりすることを確認する。

陽性：

　基本的に症状が再現され、その誘導を確認する。

ヒント：

　手根骨の緩み、不安定性、配列の乱れを疑う。

備考：

　・症状が軽減することもあるので、理学療法の手掛かりとする。

<エビデンス>
信頼性 NT
感度　　0.64
特異度 0.44
陽性尤度比 1.14
陰性尤度比 0.82

メモ：

参考文献：

Omokawa S, Fujitani R, Inada Y. Dorsal radiocarpal ligament capsulodesis for chronic dynamic lunotriquetral instability. J Hand Surg Am. 2009;34(2):237-43.

LaStayo P, Howell J. Clinical provocative tests used in evaluating wrist pain: a descriptive study. J Hand Ther. 8(1):10-17.

Watson scaphoid（ワトソンスキャポイド）

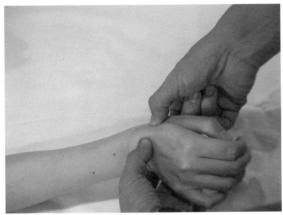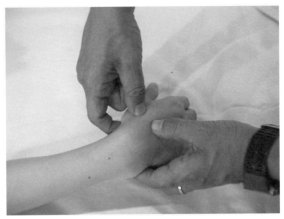

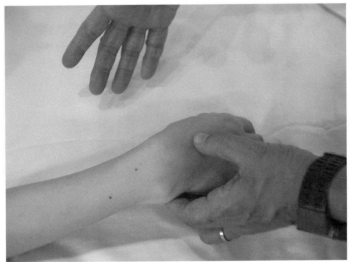

目的：舟状月状靱帯の不安定を検査

方法：

　セラピストは手関節やや背屈、尺屈位で舟状骨と月状骨を把持する。その後、他動的に掌屈、橈屈してから舟状骨部の触知を離す。

陽性：

　舟状骨を離した時に、クランク、クリックや痛み等の症状が出現される。

ヒント：

　舟状月状靱帯の不安定を疑う。

```
＜エビデンス＞
　信頼性 NT
　感度　　0.69
　特異度 0.66
　陽性尤度比 2.0
　陰性尤度比 0.47
```

メモ：

参考文献：

Young DK, Giachino A. Clinical examination of scaphoid fractures. Phys Sportsmed. 2009;37(1):97-105

LaStayo P, Howell J. Clinical provocative tests used in evaluating wrist pain: a descriptive study. J Hand Ther. 8(1):10-17.

Finkeistein's test (フランケルンシュタインテスト)

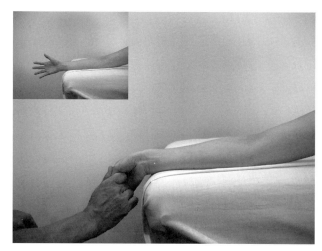

フランケルンシュタインテスト

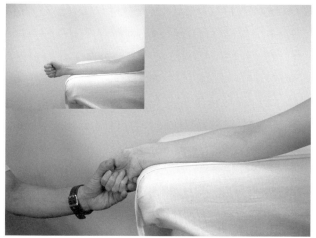

アイヒホッフテスト

目的：手関節の不安定を検査

方法：

　セラピストはテーブルの端に手を出し手関節尺屈を指示する。次いで母指を把持して他動的に尺側内転する。

陽性：

　母指に鋭い痛みが出現する。

ヒント：

　ドゥケルバン（長母指外転筋腱と短母指伸筋の狭窄性腱鞘炎）を疑う。

備考：

* 母指を中に入れて拳を作らせ尺屈する方法をアイヒホッフテストという。
* アイヒホッフテストは自動や他動運動する場合があったり、フランケルンシュタインテストとして紹介されることもある。その混乱の原因はLeao（1958）らがフランケルンシュタインテストを誤って紹介したことが原因のようである。

メモ：

参考文献：

Finkelstein H. Stenosing tendovaginitis at the radial styloid process. JBJS 1930, 12: 509-540.

Eichhoff, E. Zur Pathogenese der Tendovaginitis stenosans. Bruns' Beitr z klin Chir 139, 746-755, 1927

Leao, L., De Quervain's disease; a clinical and anatomical study. J Bone Joint Surg Am, 1958. 40-A(5): p. 1063-70.

Elliott B G. Finkelstein's test: a descriptive error that can produce a false positive. J Hand Surg [Br] 1992;17(04):481–482.

Goubau JF, Goubau L, Van tongel A, Van hoonacker P, Kerckhove D, Berghs B. The wrist hyperflexion and abduction of the thumb (WHAT) test: a more specific and sensitive test to diagnose de Quervain tenosynovitis than the Eichhoff's Test. J Hand Surg Eur Volume. 2014;39(3):286-92.

Marshall M, Van der windt D, Nicholls E, Myers H, Dziedzic K. Radiographic thumb osteoarthritis: frequency, patterns and associations with pain and clinical assessment findings in a community-dwelling population. Rheumatology. 2011;50(4):735-9.

Extensor digitorum communis test（総指伸筋腱テスト）

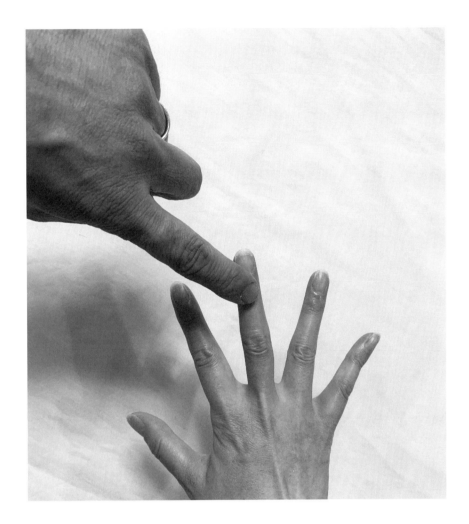

目的：総指伸筋腱の腱断損傷を検査する

方法：

　セラピストは手指を閉じた状態から急激に開かせる。

陽性：

　手指が広がらない。

ヒント：

　広がらない手指の総指伸筋腱損傷を疑う。

メモ：

参考文献：

Nakagawa S, Yoneda M, Hayashida K, Obata M, Fukushima S, Miyazaki Y. Forced shoulder abduction and elbow flexion test: a new simple clinical test to detect superior labral injury in the throwing shoulder. Arthroscopy. 2005;21(11):1290-5.

Kim KH, Cho JG, Lee KO, et al. Usefulness of physical maneuvers for prevention of vasovagal syncope. Circ Journal. 2005;69(9):1084-8.

Munro W, Healy R. The validity and accuracy of clinical tests used to detect labral pathology of the shoulder--a systematic review. Manual Therapy. 2009;14(2):119-30.

Subliminus test（浅指屈筋のテスト）

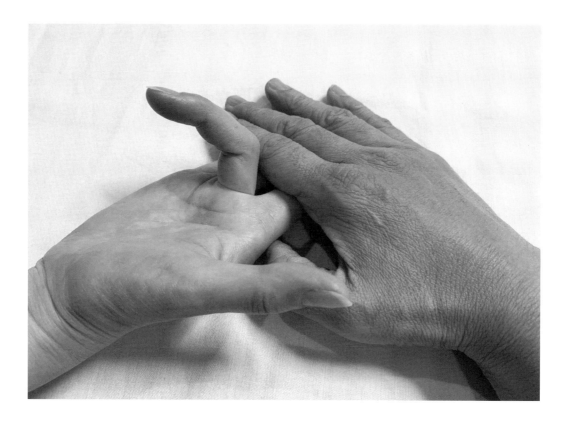

目的：総指伸筋腱の腱断損傷を検査する

方法：

　セラピストは他指を伸展位保持しながらPIP関節の独立した屈曲をさせる。

陽性：

　ＰＩＰ関節での屈曲が困難となる。

ヒント：

　浅指屈筋腱の腱断損傷を疑う。

メモ：

参考文献：

Klaus Buckup, M., Clinical Tests for the Musculoskeltetal System, ed. t. Edition2012, Stuttgart・New York・Delh・Rio Janeiro: Thieme.p160-1.

Bunell Littler test : intrinsic muscle（バネルリッターテスト：内在筋）

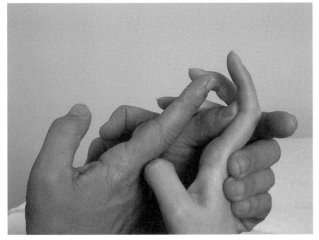
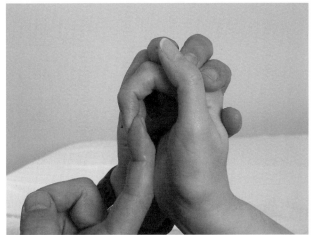

MP関節伸展位→PIP/DIP関節屈曲不可　　　MP関節屈曲位→PIP/DIP関節屈曲可能

目的：内在筋（骨間筋の癒着）を検査
方法：
　セラピストはMP関節伸展位保持でPIP屈曲を指示する。
陽性：
　PIP関節屈曲が困難となる。
ヒント：
　内在筋（骨間筋の癒着）を疑う。
備考：
　•MP関節屈曲位保持ではPIP屈曲可能となる。

メモ：

参考文献：
Klaus Buckup, M., Clinical Tests for the Musculoskeltetal System, ed. t. Edition2012, Stuttgart · New York · Delh · Rio Janeiro: Thieme.p165.

Bunell Littler test : extrinsic muscle (バネルリッターテスト：外在筋)

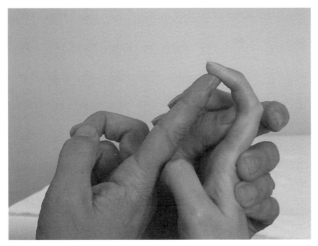
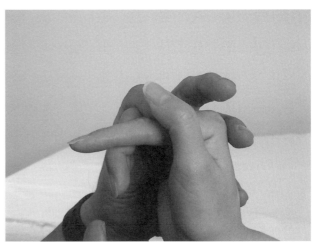

MP関節伸展位→PIP/DIP関節屈曲可能　　　　MP関節屈曲位→PIP/DIP関節屈曲不可

目的：外在筋（総指伸筋の癒着）を検査
方法：
　セラピストはMP関節屈曲位保持でPIP屈曲を指示する。
陽性：
　PIP関節での屈曲が困難となる。
ヒント：
　外在筋（総指伸筋の癒着）を疑う。
備考：
　・MP関節伸展位保持ではPIP屈曲可能となる。

メモ：

参考文献：
Klaus Buckup, M., Clinical Tests for the Musculoskeltetal System, ed. t. Edition2012, Stuttgart · New York · Delh · Rio Janeiro: Thieme.p165.

Wrist Allen's test（リストアレンテスト）

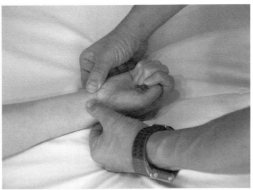

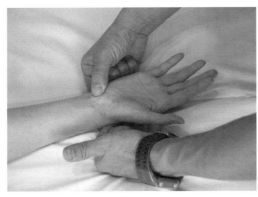
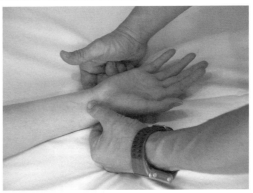

目的：橈骨及び尺骨動脈の循環を検査

方法：

　セラピストは患側手の握りを作ることを指示する。橈骨動脈と尺骨動脈を同時に両母指で圧迫する。症例に握った手を開かせ、手掌が白く循環が止まっているのを確認する。次に橈骨動脈の圧迫をとり、手掌に赤く循環が戻る現象をみる。今度は尺骨動脈の圧迫をとり、手掌に赤く循環が戻る現象をみる。

陽性：

　動脈部の圧迫をとったとき、手掌への循環が戻らない。

ヒント：

　圧迫をとった動脈（橈骨または尺骨動脈）の末梢循環障害を疑う。

備考：

・圧迫をとる順番を変えてもよい。

＜エビデンス＞
信頼性 NT
感度　　0.55
特異度 0.92
陽性尤度比 6.56
陰性尤度比 0.41

メモ：

参考文献：

Shah AH, Pancholy S, Shah S, Buch AN, Patel TM. Allen's test: does it have any significance in current practice?. J Invasive Cardiol. 2015;27(5):E70-3.

Jarvis MA, Jarvis CL, Jones PR, Spyt TJ. Reliability of Allen's test in selection of patients for radial artery harvest. Ann Thorac Surg. 2000;70(4):1362-5.

第5章
Peripheral nerve
Special Test
（末梢神経損傷診断テスト）

Peripheral nerve entrapment Median nerve entrapment sites
（正中神経領域絞扼テスト）

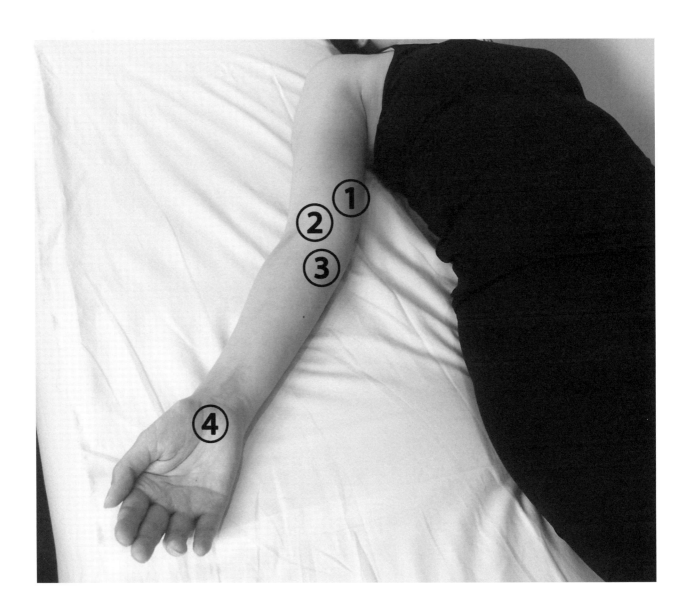

目的：正中神経を検査

方法：

　セラピストは頚椎を中間位にさせ「何か症状が変化したら教えて下さい」と予め指示しておく。以下の軟部組織の抵抗感やティネル徴候などを検査する。

　　①ストラターズ靱帯（上腕骨内側遠位部の内側上顆よりも近位部）

　　②上腕二頭筋腱膜部（上腕二頭筋腱周囲の内側肘頭窩）

　　③円回内筋（内側上顆遠位部直下）

　　④手根管部（舟状骨結節／大菱形骨と豆状骨／有鈎骨溝間の尺骨と橈骨茎状突起間の遠位直下）

陽性：

　症状の再現や軟部組織の抵抗感やティネル徴候などが出現する。

ヒント：

　正中神経の運動性の低下を疑う。

参考（下図参照）：

　ストラターズ靱帯とは上腕骨内側遠位部の内側上顆よりも近位部にあり、正中神経が通過する。なお、尺骨神経はストラターズアーケードを通過してから、上腕骨内側後方を走行し尺骨神経溝を通過する。

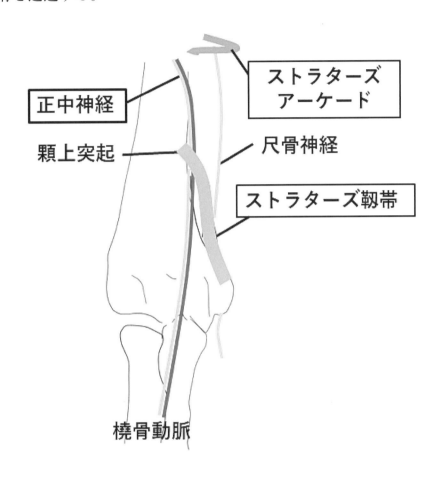

正中神経

顆上突起

ストラターズ
アーケード

尺骨神経

ストラターズ靱帯

橈骨動脈

メモ：

参考文献：

Ponnappan RK, Khan M, Matzon JL, et al. Clinical Differentiation of Upper Extremity Pain Etiologies. J American Academy Orthopaedic Surgeons. 2015;23(8):492-500.

Hochman MG, Zilberfarb JL. Nerves in a pinch: imaging of nerve compression syndromes. Radiologic Clinics North America. 2004;42(1):221-45.

Hagert E. Clinical diagnosis and wide-awake surgical treatment of proximal median nerve entrapment at the elbow: a prospective study. Hand (N Y). 2013;8(1):41-6.

Jacobson JA, Fessell DP, Lobo Lda G, Yang LJ. Entrapment neuropathies I: upper limb (carpal tunnel excluded). Seminars Musculoskelet Radiology. 2010;14(5):473-86.

Jepsen JR, Thomsen G. A cross-sectional study of the relation between symptoms and physical findings in computer operators. BMC Neurology. 2006;6:40.

Coppieters MW, Butler DS. Do 'sliders' slide and 'tensioners' tension? An analysis of neurodynamic techniques and considerations regarding their application. Manual Therapy. 2008;13(3):213-21.

Coppieters MW, Hough AD, Dilley A. Different nerve-gliding exercises induce different magnitudes of median nerve longitudinal excursion: an in vivo study using dynamic ultrasound imaging. J Orthopaedic Sports Physical Therapy. 2009;39(3):164-71.

Nee RJ, Jull GA, Vicenzino B, Coppieters MW. The validity of upper-limb neurodynamic tests for detecting peripheral neuropathic pain. J Orthopaedic Sports Physical Therapy. 2012;42(5):413-24.

Schmid AB, Brunner F, Luomajoki H, et al. Reliability of clinical tests to evaluate nerve function and mechanosensitivity of the upper limb peripheral nervous system. BMC Musculoskeletal Disorders. 2009;10:11.

Cannon DE, Dillingham TR, Miao H, Andary MT, Pezzin LE. Musculoskeletal disorders in referrals for suspected cervical radiculopathy. Archives Physical Medicine Rehabilitation. 2007;88(10):1256-9.

Peripheral nerve entrapment Radial nerve entrapment sites
（橈骨神経領域絞扼テスト）

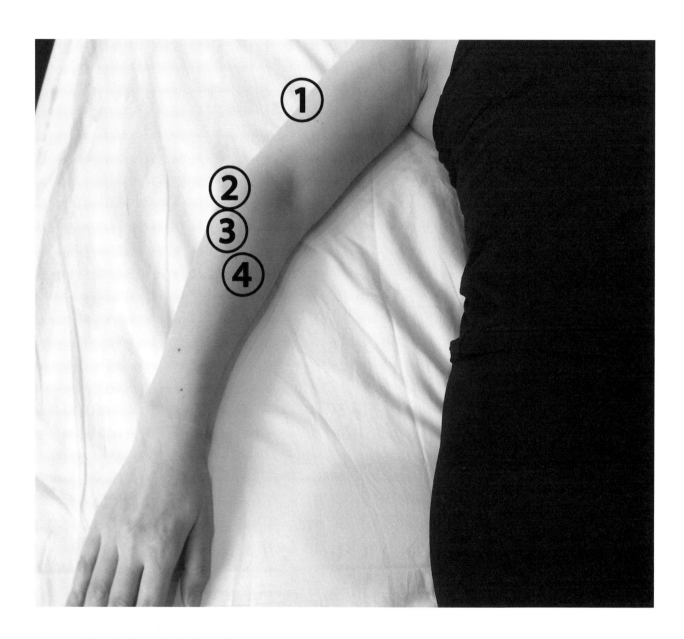

目的：橈骨神経の運動性を検査

方法：

　セラピストは頚椎を中間位にさせ「何か症状が変化したら教えて下さい」と予め指示しておく。以下の軟部組織の抵抗感やティネル徴候などを検査する。

　　①橈骨溝（上腕骨骨幹部中央後面の上腕三頭筋内外側頭間部）

　　②橈骨頭部（外側上顆遠位部の直下、肘外側部）

　　③フローゼのアーケード（回外筋に対して近位直下、外側上顆遠位部）

　　④回外筋（外側上顆遠位部）

陽性：

　症状の再現や軟部組織の抵抗感やティネル徴候などが出現する。

ヒント：

　橈骨神経の運動性低下を疑う。

参考（下図参照）：

　フローゼのアーケードとは、回外筋に対して近位直下、外側上顆遠位部にあり、橈骨神経が通過する。

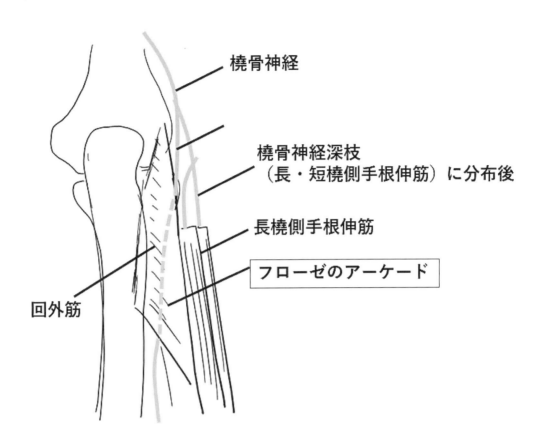

橈骨神経

橈骨神経深枝
（長・短橈側手根伸筋）に分布後

長橈側手根伸筋

フローゼのアーケード

回外筋

メモ：

参考文献：

Ponnappan RK, Khan M, Matzon JL, et al. Clinical Differentiation of Upper Extremity Pain Etiologies. J American Academy Orthopaedic Surgeons. 2015;23(8):492-500.

Hochman MG, Zilberfarb JL. Nerves in a pinch: imaging of nerve compression syndromes. Radiologic Clinics North America. 2004;42(1):221-45.

Jacobson JA, Fessell DP, Lobo Lda G, Yang LJ. Entrapment neuropathies I: upper limb (carpal tunnel excluded). Seminars Musculoskelet Radiology. 2010;14(5):473-86.

Coppieters MW, Butler DS. Do 'sliders' slide and 'tensioners' tension? An analysis of neurodynamic techniques and considerations regarding their application. Manual Therapy. 2008;13(3):213-21.

Coppieters MW, Hough AD, Dilley A. Different nerve-gliding exercises induce different magnitudes of median nerve longitudinal excursion: an in vivo study using dynamic ultrasound imaging. J Orthopaedic Sports Physical Therapy. 2009;39(3):164-71.

Nee RJ, Jull GA, Vicenzino B, Coppieters MW. The validity of upper-limb neurodynamic tests for detecting peripheral neuropathic pain. J Orthopaedic Sports Physical Therapy. 2012;42(5):413-24.

Schmid AB, Brunner F, Luomajoki H, et al. Reliability of clinical tests to evaluate nerve function and mechanosensitivity of the upper limb peripheral nervous system. BMC Musculoskeletal Disorders. 2009;10:11.

Sarhadi NS, Korday SN, Bainbridge LC. Radial tunnel syndrome: diagnosis and management. J Hand Surgery- British. 1998;23(5):617-9.

Cannon DE, Dillingham TR, Miao H, Andary MT, Pezzin LE. Musculoskeletal disorders in referrals for suspected cervical radiculopathy. Archives Physical Medicine Rehabilitation. 2007;88(10):1256-9.

Peripheral nerve entrapment Ulnar nerve entrapment sites
（尺骨神経領域絞扼テスト）

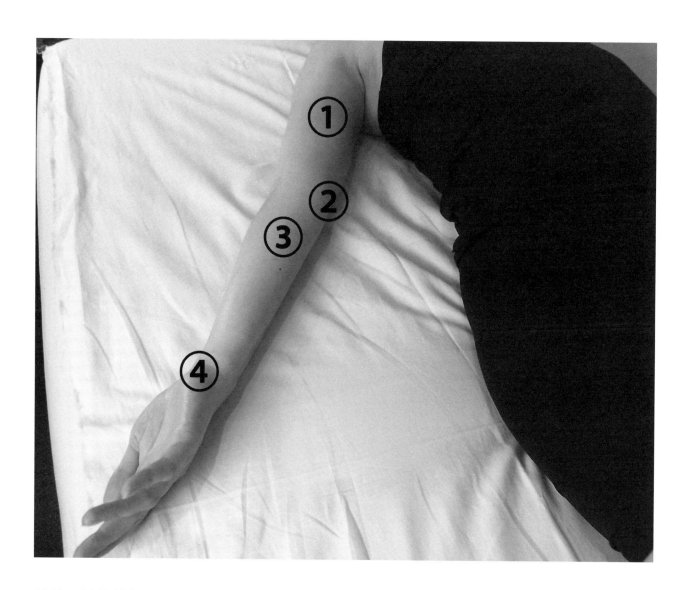

目的：尺骨神経の運動性を検査
方法：
　セラピストは頚椎を中間位にさせ「何か症状が変化したら教えて下さい」と予め指示しておく。以下の軟部組織の抵抗感やティネル徴候などを検査する。
　　①ストラーズアーケード（内側上顆よりも8cm近位部）
　　②肘後内側部の肘部管
　　③尺側手根屈筋（FCU）の2つの頭部間、（内側上顆遠位部）
　　④ギヨン管もしくは豆状骨部にある豆鉤靱帯
陽性：
　症状の再現や軟部組織の抵抗感やティネル徴候などが出現する。
ヒント：
　尺骨神経の運動性低下を疑う。

参考（下図参照）：

　ストラーズアーケードとは上腕骨内側上顆よりも8cm近位部にあり、尺骨神経が通過する。下図は肘を内側から見た図である。なお、ストラターズ靱帯はより遠位に存在し正中神経や血管が走行する。

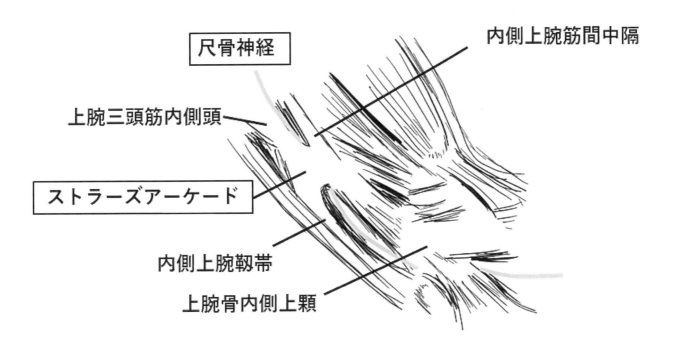

尺骨神経

内側上腕筋間中隔

上腕三頭筋内側頭

ストラーズアーケード

内側上腕靱帯

上腕骨内側上顆

メモ：

参考文献：

Ponnappan RK, Khan M, Matzon JL, et al. Clinical Differentiation of Upper Extremity Pain Etiologies. J American Academy Orthopaedic Surgeons. 2015;23(8):492-500.

Hochman MG, Zilberfarb JL. Nerves in a pinch: imaging of nerve compression syndromes. Radiologic Clinics North America. 2004;42(1):221-45.

Jacobson JA, Fessell DP, Lobo Lda G, Yang LJ. Entrapment neuropathies I: upper limb (carpal tunnel excluded). Seminars Musculoskelet Radiology. 2010;14(5):473-86.

Coppieters MW, Butler DS. Do 'sliders' slide and 'tensioners' tension? An analysis of neurodynamic techniques and considerations regarding their application. Manual Therapy. 2008;13(3):213-21.

Coppieters MW, Hough AD, Dilley A. Different nerve-gliding exercises induce different magnitudes of median nerve longitudinal excursion: an in vivo study using dynamic ultrasound imaging. J Orthopaedic Sports Physical Therapy. 2009;39(3):164-71.

Nee RJ, Jull GA, Vicenzino B, Coppieters MW. The validity of upper-limb neurodynamic tests for detecting peripheral neuropathic pain. J Orthopaedic Sports Physical Therapy. 2012;42(5):413-24.

Schmid AB, Brunner F, Luomajoki H, et al. Reliability of clinical tests to evaluate nerve function and mechanosensitivity of the upper limb peripheral nervous system. BMC Musculoskeletal Disorders. 2009;10:11.

Cannon DE, Dillingham TR, Miao H, Andary MT, Pezzin LE. Musculoskeletal disorders in referrals for suspected cervical radiculopathy. Archives Physical Medicine Rehabilitation. 2007;88(10):1256-9.

Beekman R, Schreuder AH, Rozeman CA, Koehler PJ, Uitdehaag BM. The diagnostic value of provocative clinical tests in ulnar neuropathy at the elbow is marginal. J Neurology Neurosurgery Psychiatry. 2009;80(12):1369-74.

Upper limb neurodynamic test 1 - Median nerve（正中神経ダイナミックテスト）

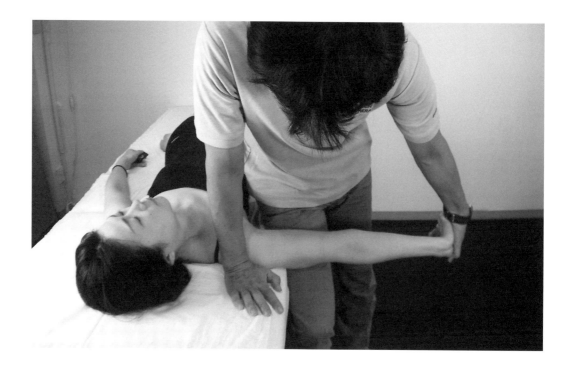

目的：正中神経運動性を検査

方法：

　セラピストは以下の手順で神経を伸張する。

　　①肩外転、外旋

　　②手関節手指伸展

　　③頸椎反対側屈

　　④肩甲帯下制

　ゆっくりと動かして制限がある部位を確認する。

陽性：

　癒着部位の痛みや抵抗感が出現する。

ヒント：

　正中神経の運動性低下を疑う。

備考：

- Elvey test1は外転110度で行う（正中、前骨間神経C5、6、7）。
- Elvey test2は外転約10度で外旋する（正中、筋皮、腋窩神経）。

<エビデンス>
　信頼性　κ =0.76
　感度　　0.97
　特異度 22
　陽性尤度比 1.24
　陰性尤度比 0.14

メモ：

参考文献：

Wainner RS, Fritz JM, Irrgang JJ, Boninger ML, Delitto A, Allison S. Reliability and diagnostic accuracy of the clinical examination and patient self-report measures for cervical radiculopathy. Spine. 2003;28(1):52-62.

Yung E, Asavasopon S, Godges JJ. Screening for head, neck, and shoulder pathology in patients with upper extremity signs and symptoms. J Hand Ther. 2010;23(2):173-85.

Childs JD, Cleland JA, Elliott JM, et al. Neck pain: Clinical practice guidelines linked to the International Classification of Functioning, Disability, and Health from the Orthopedic Section of the American Physical Therapy Association. J Orthop Sports Phys Ther. 2008;38(9):A1-A34.

Upper limb neurodynamic test 2b – Radial nerve（橈骨神経ダイナミックテスト）

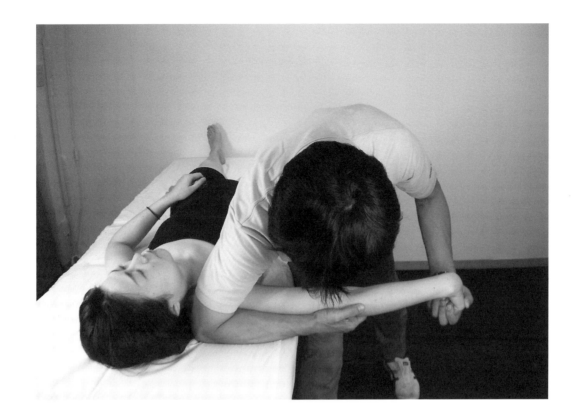

目的：橈骨神経運動性を検査

方法：

　セラピストは以下の手順で神経を伸張する。

　　①肩外転、内旋

　　②手関節、手指屈曲（掌屈）

　　③頸椎反対側側屈

　　④肩甲帯下制

　ゆっくりと動かして制限がある部位を確認する。

陽性：

　癒着部位の痛みや抵抗感が出現する。

ヒント：

　橈骨神経の運動性低下を疑う。

備考：

　• Elvey test3ともいわれる。

＜エビデンス＞
　信頼性　κ =0.83
　感度　　0.72
　特異度　0.33
　陽性尤度比　1.07
　陰性尤度比　0.84

メモ：

参考文献：

Wainner RS, Fritz JM, Irrgang JJ, Boninger ML, Delitto A, Allison S. Reliability and diagnostic accuracy of the clinical examination and patient self-report measures for cervical radiculopathy. Spine. 2003;28(1):52-62.

Yung E, Asavasopon S, Godges JJ. Screening for head, neck, and shoulder pathology in patients with upper extremity signs and symptoms. J Hand Ther. 2010;23(2):173-85.

Upper limb neurodynamic test 3 – Ulnar nerve（尺骨神経ダイナミックテスト）

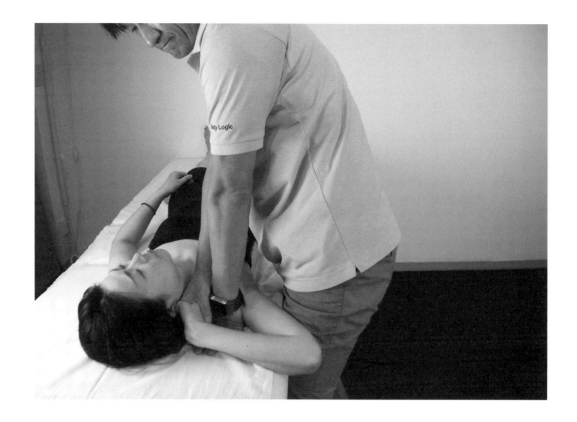

目的：尺骨神経運動性を検査

方法：

　セラピストは以下の手順で神経を伸張する。

　　①肩外転、外旋、肘屈曲位

　　②手関節手指伸展（背屈）

　　③頸椎反対側側屈

　　ゆっくりと動かして制限がある部位を確認する。

陽性：

　癒着部位の痛みや抵抗感が出現する。

ヒント：

　橈骨神経の運動性低下を疑う。

備考：

　• Elvey test4ともいわれる。

メモ：

参考文献：

Bertilson BC, Grunnesjö M, Strender L-E. Reliability of clinical tests in the assessment of patients with neck/shoulder problems-impact of history. Spine (Phila Pa 1976). 2003;28(19):2222-2231. doi:10.1097/01.BRS.0000089685.55629.2E.

Yung E, Asavasopon S, Godges JJ. Screening for head, neck, and shoulder pathology in patients with upper extremity signs and symptoms. J Hand Ther. 2010;23(2):173-85.

Tinel sign to carpal tunnel（手根管症候群ティネルテスト）

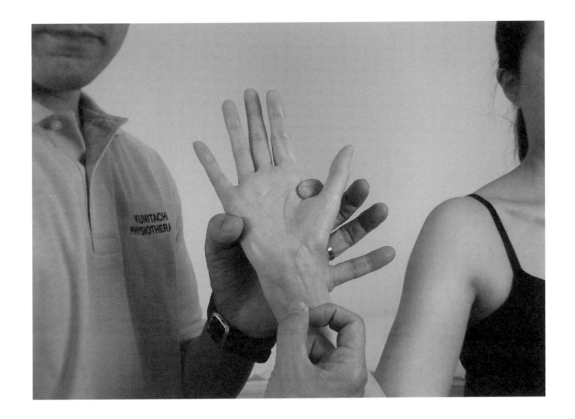

目的：手根管症候群を検査

方法：

　セラピストは約30秒間、手根管部の部位をたたく。

陽性：

　症状が再現される。

ヒント：

　手根管症候群を疑う。

<エビデンス>

　信頼性 NT

　感度　　0.60

　特異度 0.67

　陽性尤度比 1.8

　陰性尤度比 0.6

メモ：

参考文献：

Gomes I, Becker J, Ehlers JA, Nora DB. Prediction of the neurophysiological diagnosis of carpal tunnel syndrome from the demographic and clinical data. Clin Neurophysiol. 2006;117(5):964-71.

Liu CW, Chen TW, Wang MC, Chen CH, Lee CL, Huang MH. Relationship between carpal tunnel syndrome and wrist angle in computer workers. Kaohsiung J Med Sci. 2003;19(12):617-23.

Katz JN, Larson MG, Sabra A, et al. The carpal tunnel syndrome: diagnostic utility of the history and physical examination findings. Ann Intern Med. 1990;112(5):321-327.

Wrist flexion median nerve compression test（手関節屈曲正中神経圧迫テスト）

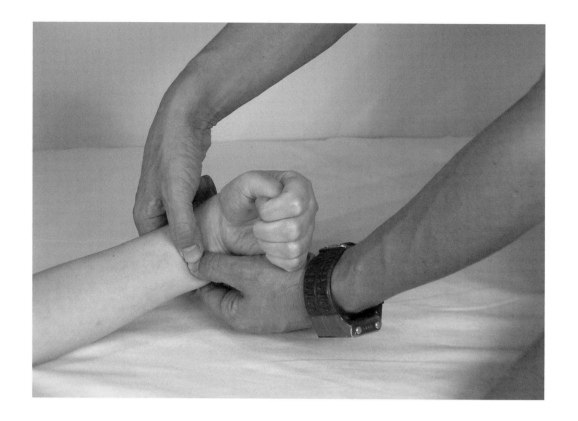

目的：手根管症候群を検査

方法：

　セラピストは母指を握って手関節を60度屈曲位にするように
指示する。次に正中神経を圧迫する目的で手根管部を持続的
に両母指を使用して圧迫を30秒間加える。

陽性：

　30秒内に正中神経に沿った症状が再現される。

ヒント：

　手根管症候群を疑う。

<エビデンス>
　信頼性 NT
　感度　　0.86
　特異度 0.95
　陽性尤度比 17
　陰性尤度比 0.1

メモ：

参考文献：

Lee HJ, Kim IS, Sung JH, Lee SW, Hong JT. Intraoperative dynamic pressure measurements in carpal tunnel syndrome: Correlations with clinical signs. Clin Neurol Neurosurg. 2016;140:33-7.

Liu CW, Chen TW, Wang MC, Chen CH, Lee CL, Huang MH. Relationship between carpal tunnel syndrome and wrist angle in computer workers. Kaohsiung J Med Sci. 2003;19(12):617-23.

Tetro AM, Evanoff BA, Hollstien SB, Gelberman RH. A new provocative test for carpal tunnel syndrome. Assessment of wrist flexion and nerve compression. J Bone Joint Surg Br. 1998;80(3):493-498.

Phalen's test（ファーレンテスト）

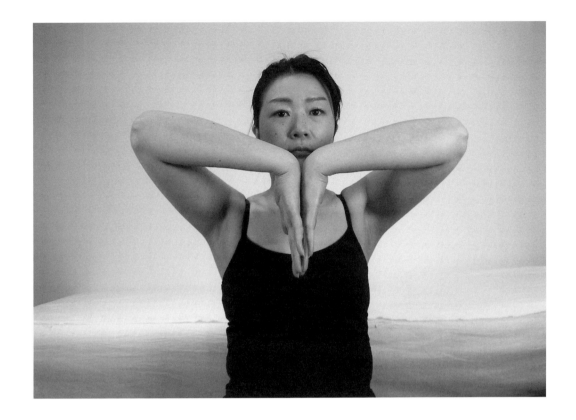

目的：手根管症候群を検査

方法：

　セラピストは60秒間、完全掌屈を維持するように指示する。

陽性：

　症状の再現もしくは正中神経に沿った知覚過敏が出現する。

ヒント：

　手根管症候群を疑う。

備考：

　•肘部管症候群と鑑別するために肘伸展位で検査することもある。

<エビデンス>
　信頼性 0.79
　感度　　0.77
　特異度 0.40
　陽性尤度比 1.29
　陰性尤度比 0.58

メモ：

参考文献：

Macdermid JC, Wessel J. Clinical diagnosis of carpal tunnel syndrome: a systematic review. J Hand Therapy. 2004;17(2):309-19.

El miedany Y, Ashour S, Youssef S, Mehanna A, Meky FA. Clinical diagnosis of carpal tunnel syndrome: old tests-new concepts. Joint Bone Spine. 2008;75(4):451-7.

Wainner RS, Boninger ML, Balu G, Burdett R, Helkowski W. Durkan gauge and carpal compression test: accuracy and diagnostic test properties. J Orthop Sports Phys Ther. 2000;30(11):676-682. doi:10.2519/jospt.2000.30.11.676.

Reverse Phalen's test（逆ファーレンテスト）

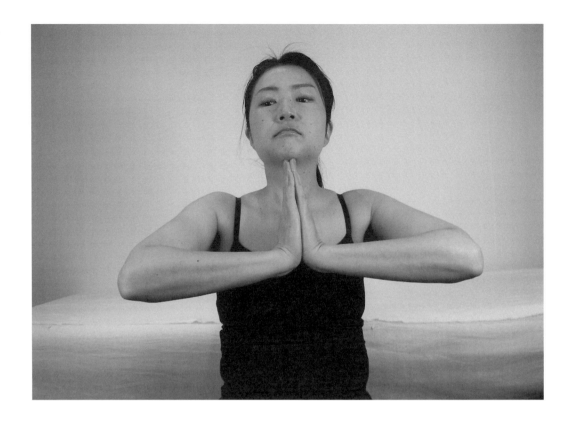

目的：正中神経の運動性を検査

方法：

　セラピストは60秒間、完全背屈位を維持するように指示する。

陽性：

　症状の再現もしくは

　正中神経に沿った違和感や抵抗感が出現する。

ヒント：

　正中神経の運動性低下を疑う。

<エビデンス>
　信頼性 NT
　感度　　0.42: 手根管
　　　　　0.75: 腱膜炎
　特異度 0.35: 手根管
　　　　　0.85: 腱膜炎
　陽性尤度比 NA
　陰性尤度比 NA

メモ：

参考文献：

El Miedany, Y., et al., Clinical diagnosis of carpal tunnel syndrome: old tests-new concepts. Joint Bone Spine, 2008. 75(4): p. 451-7.

Ghavanini, M.R. and M. Haghighat, Carpal tunnel syndrome: reappraisal of five clinical tests. Electromyogr Clin Neurophysiol, 1998. 38(7): p. 437-41.

Kanaan, N. and R.A. Sawaya, Carpal tunnel syndrome: modern diagnostic and management techniques. Br J Gen Pract, 2001. 51(465): p. 311-4.

Closed fist lumbrical provocation test （クローズドフィスト虫様筋疼痛誘発テスト）

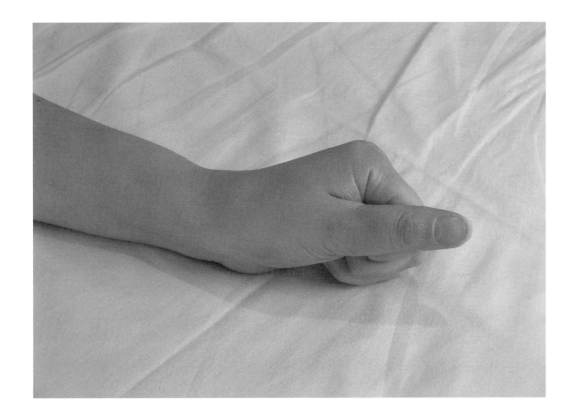

目的：手根管症候群を検査
方法：
　セラピストは60秒間拳を強く握る（母指は外側へ）ように指
　示する。
陽性：
　正中神経に沿った症状が再現される。
ヒント：
　手根管症候群を疑う。

<エビデンス>
　信頼性 NT
　感度　　0.37
　特異度 0.71
　陽性尤度比 1.3
　陰性尤度比 0.9

メモ：

参考文献：
Karl AI, Carney ML, Kaul MP. The lumbrical provocation test in subjects with median inclusive paresthesia. Arch Phys Med Rehabil. 2001;82(7):935-7.

Perfect O Sign（パーフェクトO徴候）の不整

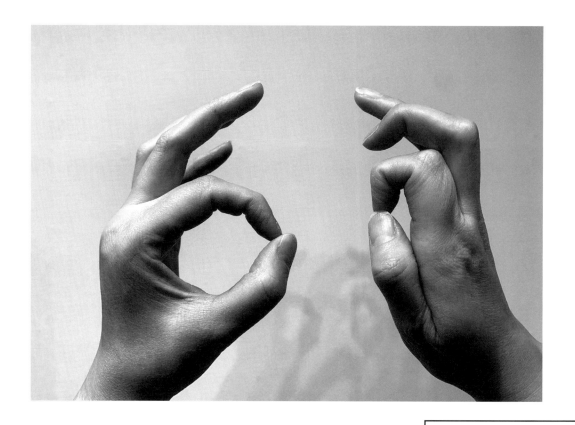

目的：手根管症候群による正中神経の絞扼を検査

方法：
　セラピストは母指と示指で完全な円をつくるよう指示する。

陽性：
　母指球が萎縮し母指と示指で対立運動が不可能で、完全でない円（perfect Oの不整）が出現する。

ヒント：
　手根管症候群による正中神経の絞扼を疑う。

備考：
　• 母指球萎縮と筋力低下のため母指が示指の指先に対する対立運動ができない。

＜エビデンス＞
　信頼性 NT
　感度　　0.42:手根管
　　　　　0.75:腱膜炎
　特異度 0.35:手根管
　　　　　0.85:腱膜炎
　陽性尤度比 NA
　陰性尤度比 NA

メモ：

Teardrop sign（涙摘徴候）

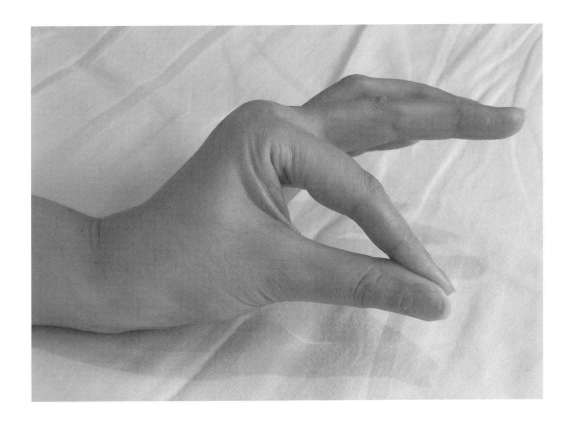

目的：前骨間神経麻痺による長母指屈筋麻痺を検査

方法：

　セラピストは母指と示指のつまみ動作を行うように指示する。

陽性：

　長母指屈筋麻痺し、母指と示指で涙滴状の形状となる。

ヒント：

　手根管症候群による正中神経の絞扼を疑う。

備考：

- 「Teardrop sign」とはPerfectOの検査で陽性となる現象を示していた。しかし「PerfectO が不整」とは手根管症候群により母指球筋が萎縮し対立運動が出来ずに正確な円を作ることが出来ないことを示し、「Teardrop sign」とは前骨間神経麻痺による母指球筋は萎縮していないが長母指屈筋と深指屈筋橈側半と方形回内筋が麻痺していることにより、母指IP関節と示指DIP 関節が屈曲できない現象を示す傾向になってきている。

メモ：

Drop hand（下垂手）

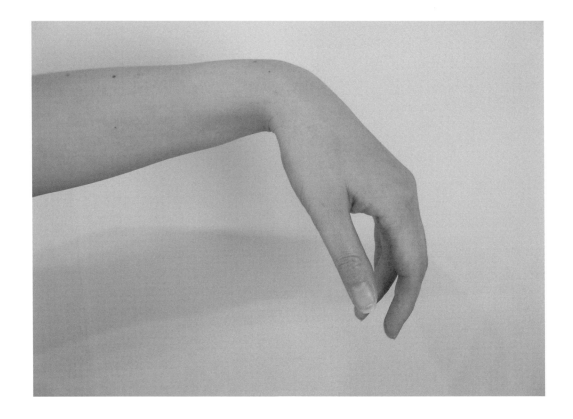

目的：橈骨神経高位麻痺の絞扼を検査

陽性：

　MP関節の自動伸展が不可能となる。

ヒント：

　橈骨神経高位麻痺による橈骨神経の絞扼を疑う。

備考：

　• IP関節の伸展は内在筋（正中および尺骨神経支配）により可能となる。

　• 橈骨神経本幹は上腕骨骨幹部骨折等で絞扼される。

メモ：

Drop finger（下垂指）

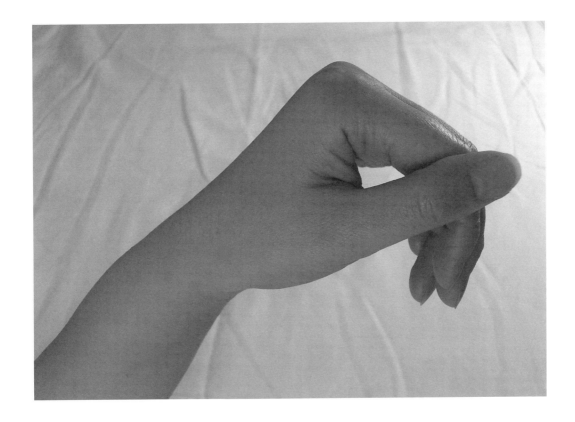

目的：橈骨神経低位麻痺の絞扼を検査

陽性：

　手関節と指の自動伸展が不可能となる。

ヒント：

　橈骨神経低位麻痺による橈骨神経の絞扼を疑う。

備考：

- 手関節背屈は可能だが指の伸展は不可能となる。
- 橈骨神経低位麻痺は回外筋線維性アーチ（Frohse　Arcade）で神経絞扼される後骨間神経麻痺（回外筋症候群）が代表的である。

メモ：

Elbow Flexion test（屈曲テスト）

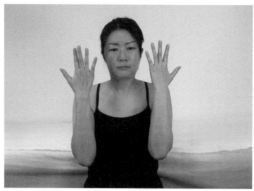

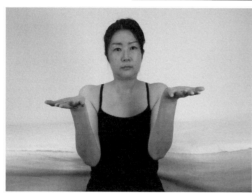 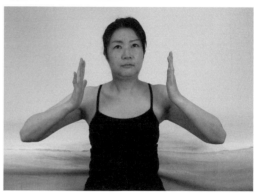

目的：肘部管症候群を検査

方法

　セラピストは以下の手順で指示する。

①　肘を自動的に60秒間、完全屈曲位を保持させる。

②　①が陰性の場合、さらに手関節を90度背屈位で60秒間保持させる。

③　②が陰性の場合、さらに60秒間、両肩を90度外転位保持させる。

陽性：

　肘内側から前腕内側にかけての放散痛が出現する。

ヒント：

　肘部管症候群を疑う。

備考：

・肘屈曲はオズボーン靱帯により伸張され肘部管の圧迫は約3倍になる。

・肘屈曲位は正中神経、橈骨神経は緩むが尺骨神経は伸張される。

<エビデンス>
　信頼性 NT
　感度　　0.36
　特異度 0.32-75
　陽性尤度比 NA
　陰性尤度比 NA

メモ：

参考文献：

Ochi, K., et al., Comparison of shoulder internal rotation test with the elbow flexion test in the diagnosis of cubital tunnel syndrome. J Hand Surg Am, 2011. 36(5): p. 782-7.

Novak, C.B., et al., Provocative testing for cubital tunnel syndrome. J Hand Surg Am, 1994. 19(5): p. 817-20.

Ulna Nerve compression test（尺骨神経圧迫テスト）

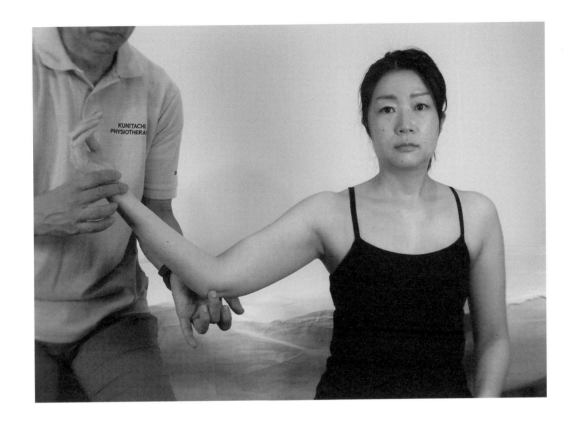

目的：肘部管症候群を検査

方法：
　　セラピストは肘屈曲、回外位にさせ、尺骨神経溝部を圧迫する。

陽性：
　　肘内側から前腕内側にかけての放散痛が出現する。

ヒント：
　　肘部管症候群を疑う。

<エビデンス＞
信頼性 NT
感度　　0.75
特異度 0.99
陽性尤度比 75
陰性尤度比 0.25

メモ：

参考文献：
Novak, C.B., et al., Provocative testing for cubital tunnel syndrome. J Hand Surg Am, 1994. 19(5): p. 817-20.

Tinel at cubital tunnel test （肘部管症候群ティネルテスト）

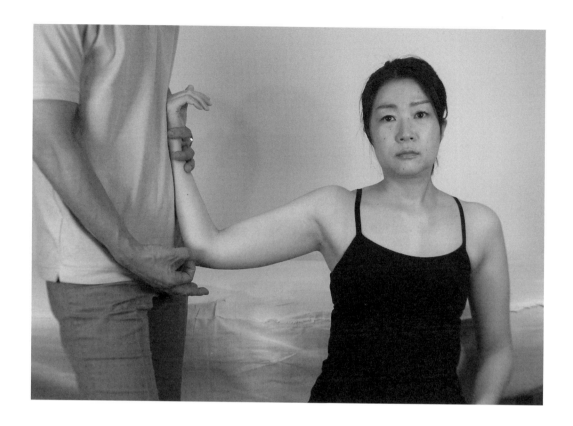

目的：肘部管症候群を検査
方法：
　セラピストは尺骨神経溝部を数回叩く。
陽性：
　肘内側から前腕内側にかけての放散痛が出現する。
ヒント：
　肘部管症候群を疑う。

```
＜エビデンス＞
　信頼性 NT
　感度　　0.70
　特異度 0.98
　陽性尤度比 3.5
　陰性尤度比 0.31
```

メモ：

参考文献：

Cheng CJ, Mackinnon-patterson B, Beck JL, Mackinnon SE. Scratch collapse test for evaluation of carpal and cubital tunnel syndrome. J Hand Surg Am. 2008;33(9):1518-24.
Novak CB, Lee GW, Mackinnon SE, Lay L. Provocative testing for cubital tunnel syndrome. J Hand Surg AM. 1994;19:817-820

Positive Tinel's sign for Guyon's Canal（ギヨン管ティネル徴候）

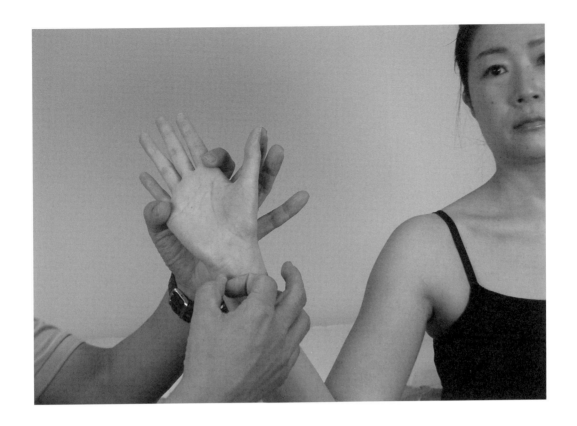

目的：ギヨン管症候群を検査

方法：

　セラピストはギヨン管部を数回叩く。

陽性：

　手掌側に放散痛が出現する。

ヒント：

　ギヨン管症候群を疑う。

備考：

　• ギヨン管は豆状骨と有鉤骨鉤をランドマークにする。

メモ：

参考文献：

Kowalska B, Sudol-szopińska I. Ultrasound assessment on selected peripheral nerve pathologies. Part I: Entrapment neuropathies of the upper limb - excluding carpal tunnel syndrome. J Ultrason. 2012;12(50):307-18

Forment sign (フローマン徴候)

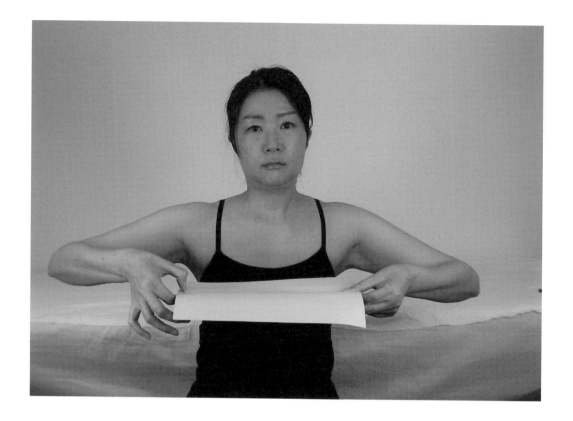

目的：尺骨神経の絞扼を検査

方法：

　セラピストは母指で紙の両端をつかんで、引っ張るように指示する。

陽性：

　長母指屈筋（IP関節屈曲）でつかむ、母指と示指でOポジションを示す。

ヒント：

　尺骨神経の絞扼を疑う。

備考：

　• 正中神経支配である母指内転筋による代償運動を確認する。

メモ：

参考文献：

Goldman SB, Brininger TL, Schrader JW, Curtis R, Koceja DM. Analysis of clinical motor testing for adult patients with diagnosed ulnar neuropathy at the elbow. Arch Phys Med Rehabil. 2009;90(11):1846-52.

Supplement
附録

本書ではほとんどのテストに統計学的数値を掲載している。その見方、扱い方について下記にまとめたので付録として参照して頂きたい。

●尤度比（ゆうどひ）とは？
　　→「起こりやすさ，もっともらしさの比率」
　　→陽性尤度比と　陰性尤度比があり
　　→陽性尤度比：起こりやすさ
　　→陰性尤度比：起こりにくさ

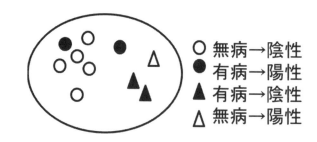

○ 無病→陰性
● 有病→陽性
▲ 有病→陰性
△ 無病→陽性

●感度 とは？
　　真陽性の数/実際の陽性の人の合計（2／4）
　　　1に近いほど信頼性有り

●特異度 とは？
　　真陰性の数/実際の陰性の人の合計（5／6）
　　　1に近いほど除外診断として信頼性有り
注意）感度もしくは特異度を100倍にして表記する場合もあるようであるが、本書では上記とする

●陽性尤度比とは？
　　「陽性尤度比＝感度／（1－特異度）」
　　　（2／4）／（1－5／6）＝3
　　検査が陽性だった場合の尤度の比
　　大きいほど（＋∞に近いほど）確定診断に優れる
　　（陽性反応的中率が高くなる）

●陰性尤度比とは？
　　「陰性尤度比＝（1－感度）／特異度」
　　　（1－（2／4））／（5／6）＝0.60
　　検査が陰性だった場合の尤度の比
　　小さいほど（0に近いほど）除外診断に優れる
　　（陰性反応的中率が高くなる）

●臨床上、図の三角の症例を0にすることは不可能であるが0にする努力は必要である。さらにどんなに優秀なセラピストが診断しても三角の症例を0にすることは不可能であることを十分認識し診断することが最も重要である。よって様々な方法を駆使し最終的に診断していくことが現実的な方法であり、ある一つの方法論や手技だけで診断および治療展開していくことはリスクがあることを認識する必要がある。

著者プロフィール

城下　貴司（しろしたたかし）

　専門理学療法士（運動器）　認定理学療法士（スポーツ）

　Certificate in Orthopedic Manual Therapy(in Manual Concepts)

　Certificated Mulligan Practitioner (CMP)

　NSCA認定パーソナルトレーナー(NSCA-CPT)

　ストレングス&コンディショニングスペシャリスト(CSCS)

　公認　Ergon IASTM International trainer

　障害者スポーツ指導員中級ライセンス

　入谷足底板療法　上級修了者

学歴

　麻布大学獣医学部獣医学科　2年中退

　国立療養所箱根病院附属リハビリテーション学院理学療法学科卒業

　国立大学法人電気通信大学　システム工学科　卒業

　国立大学法人筑波大学大学院　体育研究科スポーツ医学研究室　修士課程修了

　早稲田大学大学院　スポーツ科学学術院　博士後期課程修了 スポーツ科学博士

職歴

　国立療養所村山病院　リハビリテーション科

　医療法人社団慶優会　増本整形外科クリニック

　葵学園　埼玉医療福祉専門学校　理学療法科　専任教員

　群馬パース学園　群馬パース大学　保健科学部理学療法学科　講師

　NPO法人　Body Logic研究会 代表

運動機能系理学療法診断学
上肢編

2021年4月14日　初版第1刷発行

著　者　城下貴司
発行者　谷村勇輔
発行所　ブイツーソリューション
　　　　〒466-0848 名古屋市昭和区長戸町4-40
　　　　TEL：052-799-7391 / FAX：052-799-7984
発売元　星雲社（共同出版社・流通責任出版社）
　　　　〒112-0005 東京都文京区水道1-3-30
　　　　TEL：03-3868-3275 / FAX：03-3868-6588
印刷所　藤原印刷